泌尿外科腹腔镜手术 ——操作技巧与要领

主审　郭应禄

主编　张　骞

编　者（按姓氏笔画排序）

王　冰　王　宇　米　悦

李德润　范　宇　孟一森

姚　林　徐　奔　谌　诚

U0391837

人民卫生出版社

图书在版编目（CIP）数据

泌尿外科腹腔镜手术：操作技巧与要领 / 张骞主编 . —北京：人民卫生出版社，2016

ISBN 978-7-117-23768-0

I.①泌… II.①张… III.①腹腔镜检 – 应用 – 泌尿系统外科手术 IV.①R699

中国版本图书馆 CIP 数据核字（2016）第 289927 号

| 人卫智网 | www.ipmph.com | 医学教育、学术、考试、健康，购书智慧智能综合服务平台 |
| 人卫官网 | www.pmph.com | 人卫官方资讯发布平台 |

泌尿外科腹腔镜手术
——操作技巧与要领

主　　编：张　骞

出版发行：人民卫生出版社（中继线 010-59780011）

地　　址：北京市朝阳区潘家园南里 19 号

邮　　编：100021

E - mail：pmph @ pmph.com

购书热线：010-59787592　010-59787584　010-65264830

印　　刷：人卫印务（北京）有限公司

经　　销：新华书店

开　　本：787×1092　1/16　印张：7

字　　数：118 千字

版　　次：2017 年 1 月第 1 版　2020 年 11 月第 1 版第 6 次印刷

标准书号：ISBN 978-7-117-23768-0/R · 23769

定　　价：99.00 元

打击盗版举报电话：010-59787491　E-mail：WQ @ pmph.com
（凡属印装质量问题请与本社市场营销中心联系退换）

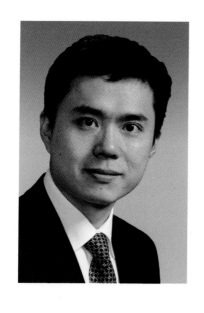

主编简介

张　骞　医学博士　北京大学泌尿外科研究所副所长,北京大学第一医院泌尿外科主任医师、副教授、硕士生导师。

师从于新中国泌尿外科事业奠基人郭应禄院士、北京大学泌尿外科研究所所长金杰教授,主攻泌尿外科肿瘤的腹腔镜微创治疗。兼任中华医学会泌尿外科分会腔内微创泌尿外科学组委员、中国医师协会泌尿外科医师分会(CUDA)青委会副主任委员、中国泌尿男科医学技术与装备创新联盟秘书长、中国医促会腔镜内镜分会常务委员、国家卫生计生委泌尿外科内镜诊疗技术专家组委员、国家卫生计生委全国医师定期考核泌尿外科专家委员会委员、中国医师协会住院医师规范化培训泌尿外科专委会委员、郭应禄泌尿外科发展基金会理事等。

在国内外泌尿外科专业权威杂志上发表论文 40 余篇,其中 SCI 论文 20 余篇。现为 TAU 杂志编委、《中华泌尿外科杂志》通讯编委、《现代泌尿外科杂志》及《泌尿外科杂志(电子版)》编委;承担多项国家自然科学基金及北京市自然科学基金。

2012 年获首届北京市"西城百名英才"称号,2013 年度全国六十名"大医精神"代表之一,2014 年度第八届中国健康年度总评榜全国三十名"最受欢迎在线名医",2015 年首届"首都十大杰出青年医生",2016 年首届华夏微创奖二等奖,2016 年度郭应禄泌尿外科青年医师奖,2016 健康中国十大风尚人物等。

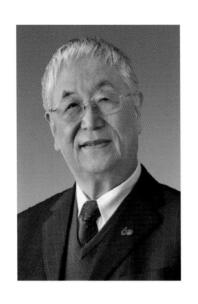

郭应禄　主审

中国工程院院士,第八、九届全国政协委员。北京大学第一医院教授、主任医师、博士生及博士后导师,北京大学泌尿外科医师培训学院院长,北京大学男科病防治中心主任,中国医师协会泌尿外科医师分会主任委员,北京大学第一医院名誉院长,北京大学泌尿外科研究所名誉所长。

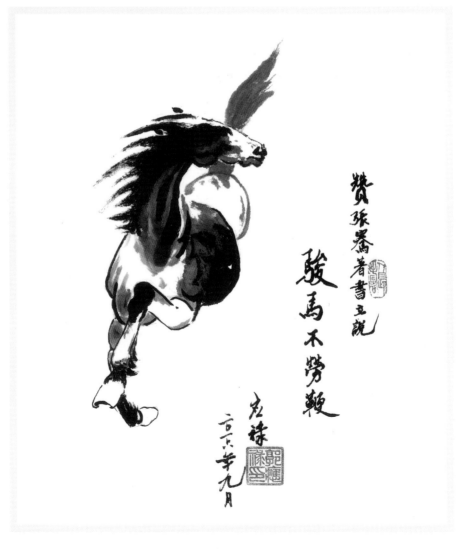

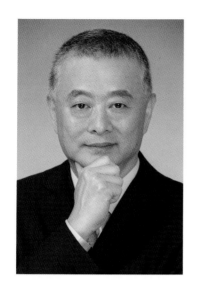

序

欣闻由张骞教授主编的《泌尿外科腹腔镜手术——操作技巧与要领》一书即将出版,特作序推荐。

我作为泌尿外科中生代一员,从医路上得到许多老师和前辈的关怀,一直心存感激并铭记传承。今天看到张骞教授等新生代已在泌尿外科学界崭露头角,倍感高兴。

与张骞教授相熟时间不长,但他对医学的热情、激情和创新都令我印象深刻。他也是我所见过有社会责任感的青年泌尿外科医师之一。张骞教授在自我提升的同时,不断总结和分享自身经验,积极参与扶持偏远和落后地区泌尿外科医师腔镜手术技术的提高,是我国青年泌尿外科医师的优秀代表。

《泌尿外科腹腔镜手术——操作技巧与要领》是张骞教授对自己多年腹腔镜手术经验的总结,内容不仅涵盖泌尿外科上、下尿路常见术式,还包括术中每一步关键细节的描述和指导,凝聚了张教授的心血和智慧。此书重点突出、图文并茂并配以在线视频观摩,方便、实用,是一本非常有阅读价值的书籍。我非常愿意向广大泌尿外科读者推荐。同时,我相信书籍中有些内容在张骞教授今后的工作中将更加的成熟和得到完善。

最后,衷心祝福张骞教授及更多年轻医生的发展越来越好,为中国泌尿外科事业做出更多的贡献!

孙颖浩

2016 年 9 月

前　言

　　两年前的某一天,我萌生了写一本关于腹腔镜技术进阶体会的书的想法。坦率地说,写书对我绝对是个挑战,因为我的高考语文不及格,高考作文是凑够字数勉强写完的,可以说写作对我来说要比完成五年手术技术的蜕变还要难。好在有一个梦想一直推动着我坚持下去,那就是希望把自己的心得体会分享给大家,帮助大家更好地掌握泌尿外科的常规腹腔镜手术,以造福更多的患者。

　　记得前辈曾经说过,要成为一位手术高手,有两点是必需的。首先要有"耐心"。常言道:天分是那 2% 的"咖啡粉末",也需要那 98% 的重复作为"水",才可以成为一杯香浓的咖啡。当代教育家俞敏洪先生也曾经说过,任何一种技术的学习和掌握过程必然要经过四个阶段:模仿,熟练,超越和创新。我们首先需要模仿前辈和高手的操作技法,然后通过不断的练习达到熟练的程度。当积累到一定程度,你就可能有所超越,最后拥有属于自己的风格和技术创新。这是事物的发展规律,所以需要我们有一份坚持下去的"耐心"。杨绛先生曾经写道:"人寿几何,顽铁能练成精金能有过多少?但不同程度的锻炼,必有不同程度的成绩。一个人经过不同程度的锻炼,就获得不同程度的修养,不同程度的效益。好比香料,捣得越碎,磨得越细,香得越浓烈。"所谓的"耐心"就是需要不断地重复再重复,不可抱有一蹴而就走捷径的想法。

　　其次是"用心"。我所在的北京大学第一医院刘玉村院长以讲课精彩著称,他曾经与北京师范大学著名的于丹老师同时获得北京市讲课比赛一等奖。有一次刘院长分享他参加讲课比赛的心得体会,他把要讲的内容熟背于心后,特意提前一天到比赛场地,在黑板上写上板书,演练一遍后轻轻擦去板书,留下浅浅印记以备次日正式比赛时定位。如此"用心",他的折桂也就不足为奇了。还有一个"用心"的例子是日本有一位马拉松世界冠军山田本一,他在自传中如此说道;"每次比赛之前,我都要乘车把比赛的线路仔细看一遍,并把沿途比较醒目的标志画下来,比如第一个标志是银行,第二个标志是一棵大树,第三个标志是一座红房子,这样一直画到赛程的终点。比赛开始后,我就以百米冲刺的速度奋力向第一个目标冲去,等到达第一个目标,我又以同样的速度向第二个目标冲去。四十几公里的赛程,就被我分解成这么几个小目标轻松地跑完了。起初,我并不懂这样的道理,我把我的目标定在四十几公里处的终点线上,结果我跑到十几公里时就疲惫不堪了,我被前面那段遥远的路程给吓到了。"正是后面这个例子不仅教我们如何用心,更给我一些启发,那就是把每个泌尿外科常规腹腔镜手术分解为"六步法",以便于初学者练习并逐个击破,最后一气呵成。

此书前半部分花了比较大的篇幅阐述了我对手术的认识,基本功训练以及术前准备的重要性;后半部分与其他的手术类书籍相似,介绍了常规手术的操作技法,同时也融入了自己的体会,把每个泌尿外科常规腹腔镜手术分解为"六步法"。手术的标准化很难,我本人力求在自己的每一台手术,每一类术式都能做到程序化,并简化或者优化程序,在保证安全的前提下,快速完成手术。

囿于手术经验及水平所限,本书一定会有一些不完善甚至错误之处,但是希望同道们能从中汲取点滴收获,在勤奋练习后用最短时间完成"模仿,熟练,超越,创新"四个阶段的转变。当然,追求"技术"的精益求精对于医者而言仅仅是第一步。我非常推崇孙颖浩院士关于从医三个境界的概括:"求技","求艺"和"求道"。首先追求技术的熟练和精进,之后能艺术性地展示手术之美,最终总结其中的规律,发现手术之"道",并与广大医学同道分享。

我深知,自己技术进步得益于前辈老师对腹腔镜技术的开拓和探索,心怀这份感恩,我乐于和大家分享自己对手术的肤浅的认识和体会,期望广大泌尿外科同道能早日完成"四个阶段"和"三重境界"的自我提升和蜕变。

最后,谨以我的信条与君共勉:心存善念,志存高远。

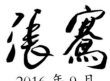

2016 年 9 月

丙申年秋　于北京

目　　录

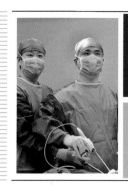

第一章

泌尿外科腹腔镜手术的基本技术

一台出色的腹腔镜手术,纵使手术难度大、步骤烦琐,也是由无数个基本的腹腔镜操作技术组成的,如果把每一步动作都能扎实做好、做到位,那整台手术便能流畅地进行,给手术参观者以美的享受。

与开放手术的基本操作稍有区别,腔镜手术基本操作包括分离、止血、缝合,其中大部分的分离动作是通过超声刀完成的,故单独将超声刀的使用技法在第二章中详细讲述。

一、分离组织

分离组织的目的是为了更好的显露,良好的显露是手术成功的前提。显露主要靠术者左手器械和助手辅助器械。腹膜后手术可依靠气体撑开腹膜和腹腔内器官,可比经腹手术减少辅助 Trocar,笔者所改良的"三孔法"前列腺癌根治术就充分利用了腹膜外优势达到了良好的显露。术中尽量避免损伤腹膜,充分游离扩大操作空间。如果显露不好,视野不清,容易造成误损伤,出血后止血也困难,为手术添加不必要的步骤和难度。

切开、分离、显露这三项基本操作在腹腔镜手术中相互结合、密不可分,原因是这三项操作在泌尿外科腹腔镜手术中基本都由主刀医师一人完成。因此,术者的左右手配合非常重要,左手就是自己的"一助"。一个漂亮的手术与术者左手的利用率密不可分。左手的作用可以负责显露、协助右手操作定位,协助切开分离。如网球和羽毛球运动时,左手配合在合适的位置不仅能平衡身体,还能增加击球的力量。(图 1-1)

笔者训练左手的经验就是在术中随时提醒自己让左手"动起来",每一个动

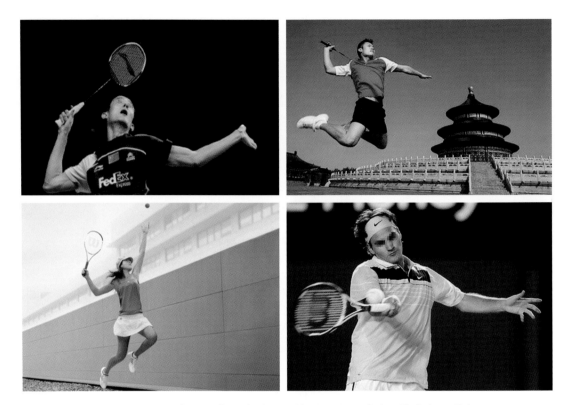

图 1-1　羽毛球和网球运动时左手的引导和配合（图片来自网络）

作都要让左手先动，对右手起到指引、定位，同时还起到牵拉显露的作用，使分离的地方保持一定张力。 需要注意的是，左手不要离右手"太远"，在镜下辅助手不能离开操作野，但是又要尽量避免左右手"交叉"（图 1-2），这样切开分离才会更有效率。

切开可分为冷切开（剪刀，钝性撕开）和热切开（电钩、超声刀等）。无血管的

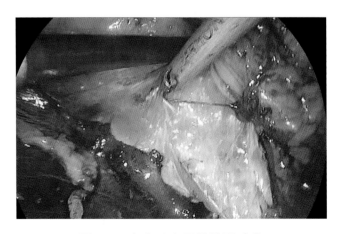

图 1-2　左右手交叉的错误动作

筋膜使用冷切开更有效率，例如切开肾周筋膜（Gerota's fascia）时锐性剪开加钝性推开结合会让层次分明，更加快速，且不易损伤腹膜。当然，更常用的是超声刀，其切开更安全并兼顾止血，比如在分离肾上腺及肾之间的脂肪组织时使用超声刀锐性切开和钝性分离相结合可以快速有效率且减少出血。

分离可分为锐性分离和钝性分离。泌尿外科手术无血管层面相对更为常见，肾周间隙、肠系膜后间隙、肾被膜外间隙、耻骨后间隙、盆筋膜间隙、骶前间隙、膀胱侧间隙、前列腺被膜及筋膜表面的间隙等。**使用钝性分离为主、锐性分离为辅的分离方式，利用超声刀激发杆的"划"和"切"功能可兼顾速度和止血；也可利用吸引器进行钝性分离，吸引器头端较钝，不易损伤周围结构，同时能吸净术区渗出，保证术野清晰。**

二、止血

腹腔镜手术时的出血应以预防为主。具体的止血措施包括电凝止血、夹闭止血、缝合止血和吻合器械止血。每种止血技术的使用均需要结合术中的实际情况灵活使用，这就要求术者必须准确掌握每种止血方法。只有训练好止血的基本功，才能在术中遇到突发情况时做到临危不乱、从容应对。

结扎血管确切是安全手术的基础。结扎器械包括 Hem-o-lok、可吸收夹、钛夹、切割缝合器等。使用这类器械前要熟读说明书及注意事项，如未掌握结扎器械的正确使用方式，会造成术中或术后非预料中的出血，甚至造成严重事故。**结扎时需要充分的暴露、保证横过、避免夹入其他组织、避免贴近血管根部，切断时尽量远离近端结扎夹。**

泌尿外科最常用的结扎器械是 Hem-o-lok，可用于肾上腺手术、肾切除手术、膀胱全切和前列腺根治手术时的血管处理，也可用于肾部分切除手术时连续缝合创面时间断加压固定。Hem-o-lok 分为 ML、L、XL 三个型号，以绿色、紫色和黄色三种颜色区分。绿色 Hem-o-lok 钳直径 5mm，绿色 Hem-o-lok 夹可结扎 3~10mm 的血管，腹腔镜供肾切除手术中使用较多，常规泌尿腹腔镜手术中应用较少，多用于肾上腺中央静脉、腰静脉、性腺静脉的处理。紫色 Hem-o-lok 钳直径 10mm，可结扎 5~13mm 的血管，多用于肾动脉的处理，也可用于连续缝合时加压固定。黄色 Hem-o-lok 夹可结扎 7~16mm 的血管，多用于肾静脉、膀胱侧韧带、前列腺蒂的处理（图 1-3）。此外，**笔者经验认为黄色 Hem-o-lok 夹前端安全锁扣较缓和，用于夹持相对较薄弱静脉壁时不会出现新的损伤，在紧急情况下可用于**

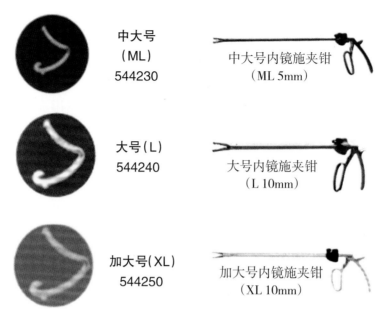

中大号
（ML）
544230
中大号内镜施夹钳
（ML 5mm）

大号（L）
544240
大号内镜施夹钳
（L 10mm）

加大号（XL）
544250
加大号内镜施夹钳
（XL 10mm）

图 1-3　不同型号的 Hem-o-lok 夹和 Hem-o-lok 钳

夹闭腔静脉或肾静脉上的小破口。

止血的关键在于显露清楚，视野良好，出血点一定要确认好。如果是大的动脉破口出血就不能着急乱夹，这样会把创面撕大或者引起副损伤。可以尝试压纱布填塞，必要时开放静脉通路，取血，准备工作做好了之后再慢慢撤纱布，稳定止血。可以中转开放或者使用阻断钳钳夹动脉近心端，使用血管缝合线缝合出血点。在上尿路手术中会遇到下腔静脉和肾静脉等静脉主干出血，腔镜下由于气腹压力的存在静脉出血并不汹涌，此时尽量减少吸引器的空吸，因为吸引器吸引会导致腔内压力降低，加重出血，建议找到出血点，将右手持吸引器口压在出血点处，左手持钳控制出血点后，吸引器换成其他止血器械如双极或者 Hem-o-lok 夹；同时，静脉出血时不可盲目增加气腹压力压迫止血，因为 CO_2 气体会通过静脉破口进入循环，造成 CO_2 气体栓塞，出现被栓塞部位特异的临床表现，如脑栓塞。其原理可能为卵圆孔未闭（正常人群发生率为 10%~50%），CO_2 气体可从右心房经卵圆孔进入左心房，进而进入脑血管。小的静脉破口可采用金色 Hem-o-lok（加大号）夹闭止血，大的破口可以用金色 Hem-o-lok 连续夹闭血管或者用 4-0 Prolene 缝线缝合。

三、缝合

缝合术掌握的好坏是决定一台腹腔镜手术能否成功的关键，而熟练、准确的缝合术与长期、反复、规范的训练是密不可分的。

　　想要达到熟练地缝合，必须在体外进行大量的模拟训练，掌握一系列适用于不同情况的特有的腹腔镜缝合技术，同时要经常参与腹腔镜手术的实际操作，进行大量的培训实践，并与技术熟练的上级医师请教交流，这样才能实现缝合技术的逐步成熟。

　　近年来缝线的发展给我们手术提供了更多的选择。了解不同缝线的型号和规格有利于我们更好地开展腹腔镜下手术。缝合针的型号包括针弧度和长度。常用缝针的弧度有 3/8 弧、1/2 弧和 5/8 弧(图 1-4);缝针的长度有 26mm 到 37mm 不等。缝合线的型号包括线的长度和提供的张力。泌尿外科腹腔镜下需要缝合的手术包括肾部分切除术、肾盂成形术和前列腺根治术等。肾盂成形手术,我们推荐用圆针 4-0 可吸收缝线。肾部分切除手术,我们推荐使用 1-0 或者 0 号倒刺线,避免缝线松弛,可减少热缺血时间。前列腺根治性切除术中缝扎背深静脉复合体时,通常采用 2-0 薇乔线"8 字"缝合后打结,或使用 1-0 倒刺缝线缝合 3 次后拉紧缝线,不需要打结;尿道吻合时,我们推荐使用 3-0 倒刺线或者 2-0 单乔线,包括 1/2 弧度或 5/8 弧度,线长 20~25cm,术者可凭个人喜好选用。

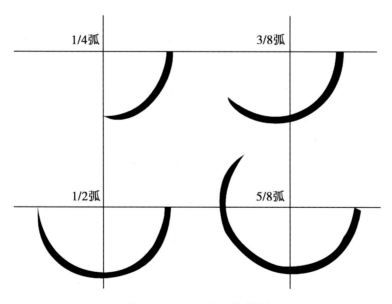

图 1-4　不同弧度的缝针

　　拾针、调针是缝合的基础,手术实践前尽量在模拟器上熟练掌握。在腹腔镜视野下,因为缺少了手的直接协助,单纯依靠腔镜器械进行针的处理显得并不容易,右手持针器的使用需要非常灵活,通过持针器角度的变化对针尖的方向进行调节,以便进行准确的缝合。调针可分为"三步法"、"二步法"和"一步法"。"三步法"调针最常用,也是缝合的基本功。即第一步右手针持拾针或紧邻针尾的线;

视频1

视频2

第二步左手分离钳夹住针尖约前 1/4 处;第三步左右手配合,右手针持把针调到合理的角度和位置(针持与针的角度是 90°,通常肾部分切时夹针在针尾后 1/4 处)。"二步法"即左手分离钳先夹针,左右手配合调针并右手针持将针夹到合适的位置(图 1-5~ 图 1-10)。"一步法"即右手拾针时依靠周围不重要组织直接调整针的角度。另外,从实战角度,根据笔者的经验,平时还需要训练吸引器调针(图 1-11),以便应用于肾部分切除术及缝合止血。为了缩短肾部分切除术时肾缺血时间、加快手术速度,拾针和调针一定要熟练掌

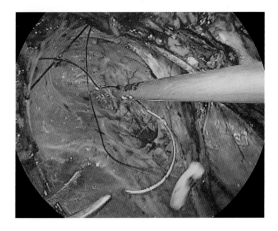

图 1-5　三步法调针第一步——左手分离钳拾针

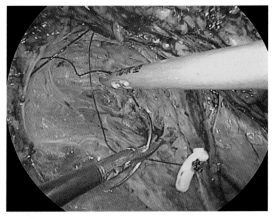

图 1-6　三步法调针第二步——右手针持抓线调整角度

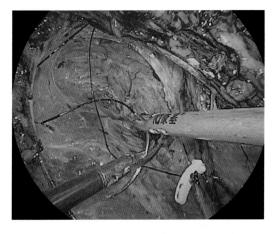

图 1-7　三步法调针第三步——右手针持再夹针

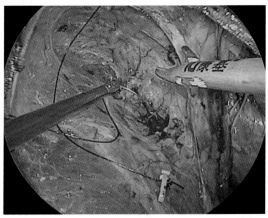

图 1-8　二步法调针第一步——右手针持直接拾针

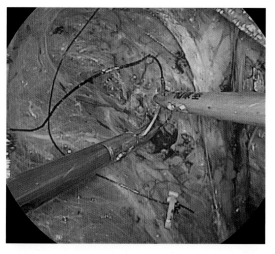

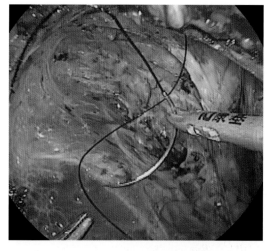

图 1-9　二步法调针第二步——左手分离钳协助调整针角度

图 1-10　二步法调针结束

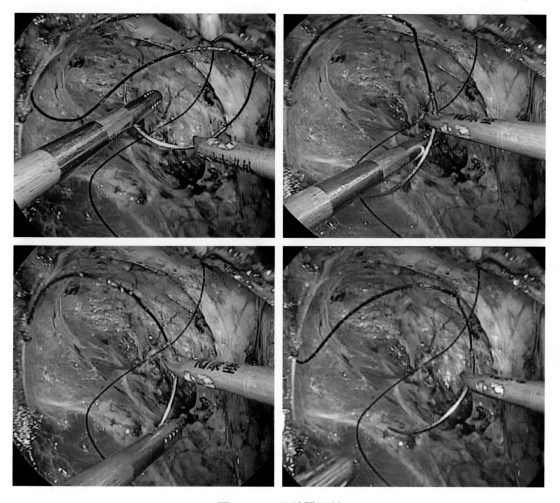

图 1-11　吸引器调针

握,做到得心应手。

　　另一个非常重要的问题是夹针的位置和角度。一般来说,缝合肾皮质用0
号倒刺线(针弧度1/2,周径36mm),笔者习惯用针持的凸面夹持在针的后1/4处
(图1-12);如果是吻合肾盂输尿管时,一般用4-0的薇乔线(针弧度1/2),针持要
把针夹在针持中间的位置(图1-13),便于控制进针方向。需要强调的是,切忌用
针持开口的根部夹针(图1-14、图1-15),一是针持容易损毁,二是方向可控性差。
关于夹针的角度,分两种情况:肾部分切缝合集合系统和肾皮质时,针持和针的
角度是90°;特殊情况下,比如缝合DVC,针和针持角度是120°(图1-16)(即把

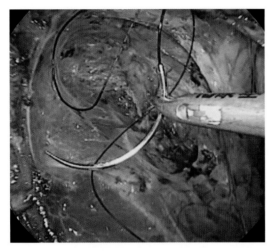

图1-12　缝合肾皮质时针持的凸面夹持针
的后1/4处,呈90°

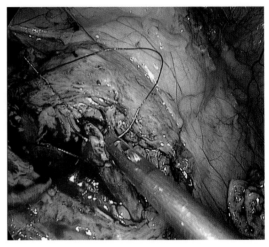

图1-13　吻合肾盂输尿管时针持把针夹在
针持中间的位置

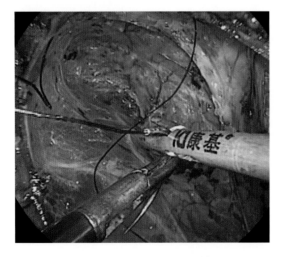

图1-14　错误持针演示——用持针器开口
的根部夹持

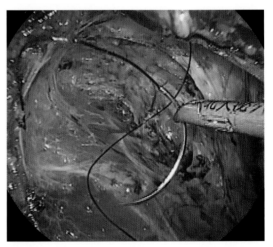

图1-15　错误持针演示——用持针器的凹
面夹持

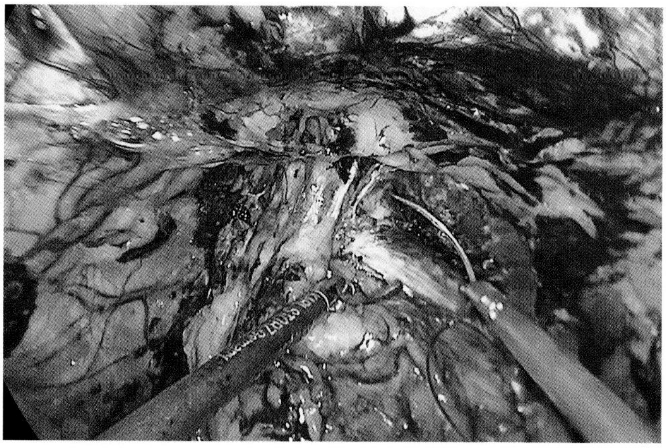

图 1-16　缝合 DVC 时针持与针呈 120°角

针平放于术野,针持将其拾起的角度)。在行前列腺根治术时尿道与膀胱颈吻合的时候,需要根据不同的进针点决定夹针的角度。

缝合结束后一般需要打结,已成为腹腔镜外科医生必须掌握的一项基本技术,打结用的器械主要是持针器和弯钳。张力较大时,打第一个结时可采用外科结,即线在钳上绕 2 圈甚至 3 圈后,再拉线尾打结。在术中可根据具体情况采用右手器械持线绕左手器械,或者左手器械持线绕右手器械。目前,随着倒刺缝线的广泛应用,也可以用蓝色 Hem-o-lok 夹闭线尾达到打结的效果。

四、如何作好扶镜手

腹腔镜手术中扶镜子的助手相当于术者的眼睛,相当于拍摄电影的摄影师。手术过程是否能带给大家美的享受很大程度上取决于扶镜手的操作。成为一个好的扶镜手是成长为一名优秀外科医生的必经之路。一个好的扶镜手应该注意以下环节:①掌握好腹腔镜的方向:常用的腹腔镜镜头包括 0° 镜和 30° 镜。0° 镜使用简单,但视野较小,且无法改变角度,只能调整观察方向,在肾上腺手术和前列腺手术中使用受限,现在使用越来越少。30° 镜视野范围广,可根据手术部位的不同调整镜头观察的角度,对扶镜手的要求也更高。扶 30° 镜时,应根据观察部位的不同调整光纤的方向,同时更换镜身的角度,理论上可以观察到手术的任何部位。**在调整光纤方向时,一定要保证镜身始终处于正位(即术者的左手及右手器械分别位于镜子的左右两侧)(图 1-17),这样术野才不会发生倾斜。②聚焦手术视野的中心**:腹腔镜手术的视野应该放在屏幕的正中心,如同摄影时的中心构图法,将手术的重点放置在屏幕的中心进行构图,使得主体突出、明确,而且容

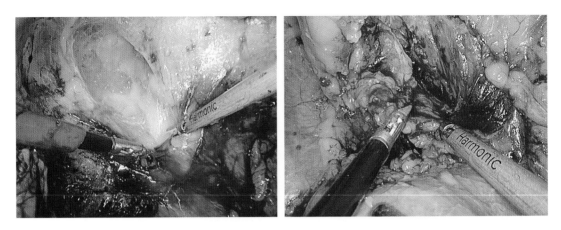

图 1-17   术者的左手及右手器械应分别位于镜子的左右两侧

易取得左右平衡的效果。腹腔镜手术的重心在于主刀右手的操作器械,如分离操作时将超声刀和剪刀置于聚焦点,缝合时将缝针置于屏幕中心位置(图 1-18),带给术者和手术观众美的享受。③掌握好腹腔镜的远近:在扶镜的时候,尽量避

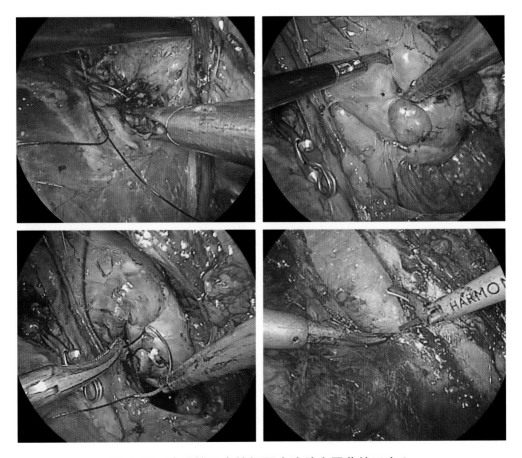

图 1-18   腹腔镜手术的视野应该放在屏幕的正中心

免在观察范围内出现近景(图 1-19、图 1-20)。若在视野中出现近景,腹腔镜对焦和内置光线无法集中于操作区域,影响手术观赏的美感。就像摄影作品中如果出现了近景,会影响聚焦物体的表达(图 1-21)。此外,还要根据术者的操作调整镜身的远近,如术者更换器械时,应将腹腔镜向后退至镜鞘内方,方便术者插入新器械时能第一时间定位器械的位置。④熟悉手术的过程:一个好的扶镜手,不仅要关注术者正在进行的操作,提供给术者良好的视野,还要了解术者下一步要进行什么操作,以便及时调整腹腔镜的方向,保证手术流畅地进行。另外,扶镜手要根据手术需要随机应变,如术者进行缝合时,关注点应集中于缝合的位置,待术者缝合出针后,应及时调整镜身角度,关注缝针的位置方便术者找针。

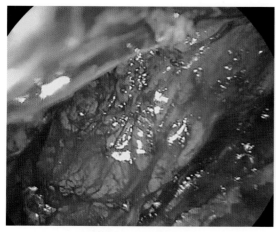 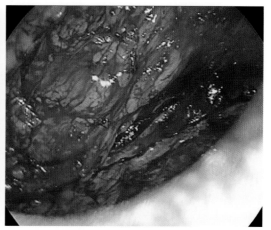

视野上方出现近景　　　　　　　　　视野下方出现 Trocar 近景

图 1-19　错误视野示例——视野内不应该如上图出现近景

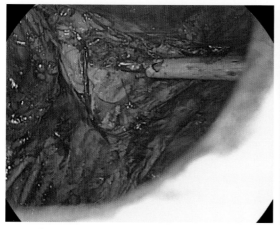 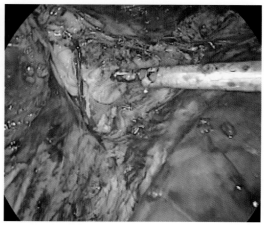

错误:视野中不能出现近景(如 Trocar)　　　　　　　正确

图 1-20　错误视野与正确视野对比

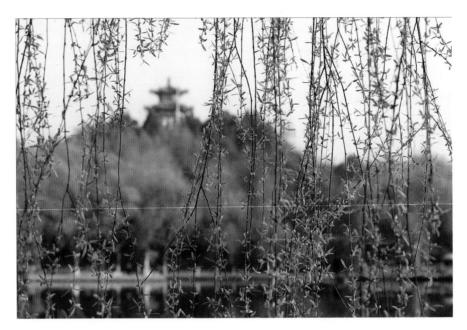

图 1-21   近景垂柳影响中心的建筑的表达（属于腹腔镜中错误的情况，视野中不能出现近景）

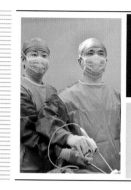

第二章

泌尿外科腹腔镜手术的常用器械

一、泌尿外科腹腔镜的普通器械

1. **穿刺套管（Trocar）** 目前临床使用的 Trocar 主要包括一次性使用 Trocar 及可重复使用 Trocar（图 2-1）两大类，无论采用哪种 Trocar，都应满足下列条件：首先，要安全、易于控制、创伤较少；其次，置入腹壁的套管要固定良好，在快速更换器械时不至于连同套管一起拔出；最后，套管密封要良好，以防止过多气体泄漏。可重复使用 Trocar 是目前大部分医院进行腹腔镜操作时常规使用的穿刺器，如 STORZ® 和 Olympus® 的金属 Trocar 等。其价格相对低廉，可以反复进行使用。但产品使用前，需要严格按照常规进行清洗、浸泡消毒、高温灭菌或消毒，并需仔细检查产品表面质量，无锋棱、毛刺、裂纹的情况下方可使用。此外，在主动手进行 5mm 和 10mm 器械转换时，需要插拔套管的转换接头，给手术造成不便。一次性使用套管穿刺器一般由穿刺套管、穿刺锥、自调节气密盖、三腔气阀等组成，包括 5mm、10mm、12mm 等规格，配合密封转换块，适用于多种规格器械的进出使用，气密性良好，操作方便，安全可靠（图 2-2）。我们建议主操作手采用 12mm 一

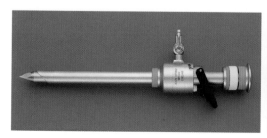

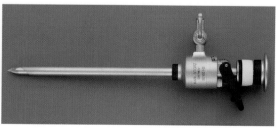

图 2-1　重复使用金属 Trocar

次性穿刺套管,以便进入结扎器械、能量器械和缝针等;辅助手可采用 5mm 套管,主要进入分离钳、无创钳和小扇形拉钩;腹腔镜头可采用 10mm 金属套管,避免因镜头进出密封圈时弄脏镜头。

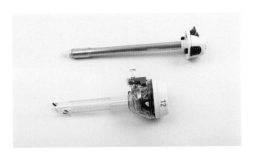

图 2-2　12mm 一次性使用套管穿刺器

2. **分离钳**　是腹腔镜进行腹腔内部夹持剪切手术的必备器械(图 2-3,图 2-4)。同常规手术器械一样,腹腔镜手术常用弯分离钳分离组织,由于腹腔镜手术操作的特殊性,除弯分离钳外,还有一些特殊角度的分离钳,如直角分离钳(图 2-5)。分离钳一般长 25~31cm,直径为 3~5mm,工作端长 2cm,可以旋转 360°,手柄上方有电凝插头可与高频电流发生器相连,除头端外,整个分离钳是绝缘的。分离钳可用来分离、牵引组织,还可结扎及电凝小的出血点。笔者进行上尿路手术操作时左手常用分离钳,因为上尿路辅助手以推挡和牵拉为主,使用分离钳有利于精细的操作。

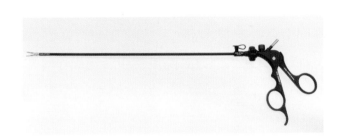

图 2-3　分离钳

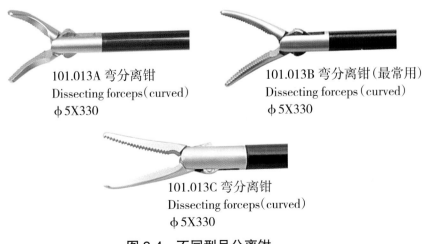

101.013A 弯分离钳
Dissecting forceps(curved)
φ5X330

101.013B 弯分离钳(最常用)
Dissecting forceps(curved)
φ5X330

101.013C 弯分离钳
Dissecting forceps(curved)
φ5X330

图 2-4　不同型号分离钳

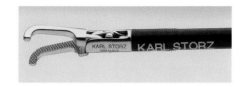

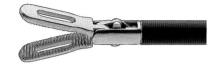

图 2-5　直角分离钳　　　　　　　　　　　图 2-6　无创钳

3. 无创钳　无创性抓持器械是腹腔镜手术中常用的器械,通常是由手柄、可旋转的器械轴和各种工作头部组成(图 2-6)。无创性抓钳的头端内侧通常是锯齿状的,对组织损伤很轻。笔者进行下尿路操作时左手更常用无创抓钳,因为下尿路手术辅助手以钳夹为主,使用无创钳推挡夹持更加牢固,同时无创钳头端较钝,避免操作时的误损伤。

4. 剪刀　腹腔镜手术操作采用的剪刀包括直剪、弯剪、钩状剪与微型剪等。腹腔镜手术中使用最多的是弯剪,又称分离剪(图 2-7),主要用于分离组织,由于其接触面是锐性的,顶端是钝性的,故既可用于锐性分离,又可用其顶端进行钝性分离。弯剪的规格和分离钳的相同,直径为 5mm,头端剪切面长 16mm,最大张开范围为 8mm,用

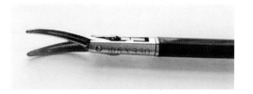

图 2-7　剪刀

示指拨动手柄上的旋转盘,可以使器械杆沿其长轴自由旋转。另外几种形状的剪刀临床中使用较少。

5. 持针器　又称针持,一般直径为 5mm,手柄多为锁扣或弹簧结构。不同型号的腹腔镜持针器样式各异,大致可分为直把型和弯把型(图 2-8);左弯型和右弯型;自动归位型和非自动归位型。良好的持针器应该能够稳固地抓持缝针,能将针固定在适宜缝合的位置,并且抓线时不会损伤缝线。右利手术者常用左弯型持针器,左利手术者相反。自动归位型持针器头为一斜面,每次抓针时都能将缝针固定成与持针器 90° 的位置,不需要调整针的方向,使用方便,适合腹腔镜手术经验较少的术者;但是这种持针器不能根据缝合的位置调整针的角度,限制缝合的灵巧性,且不利于腔内打结,因而不推荐使用。非自动归位型持针器需要左右手配合,通过牵拉缝线来调整缝针的角度,需要接受一定的腔镜下训练;但缝合和打结灵活,适用面广泛。笔者推荐使用直把、非自动归位型、左弯型持针器,这种持针器手感好,灵活度高,适应面广(图 2-9~ 图 2-11)。

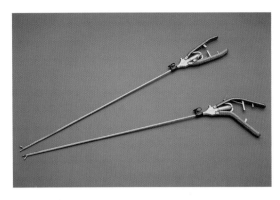

图 2-8   直把型持针器和弯把型持针器

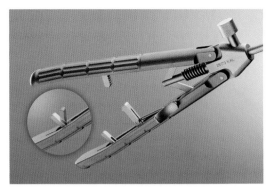

图 2-9   直把型持针器把手

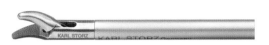

图 2-10   直把型持针器头

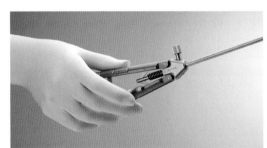

图 2-11   直把型持针器

二、泌尿外科腹腔镜的能量器械

1. **超声刀**　　超声刀是泌尿外科腹腔镜最常用的操作器械。目前常用的有国外进口的强生超声刀、奥林巴斯超声刀(图 2–12),以及国产超声刀(图 2–13)。其实正如乒乓球运动包括推、挡、搓、抽和弧圈等基本动作一样,超声刀的使用技

视频3

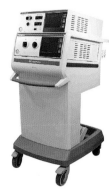

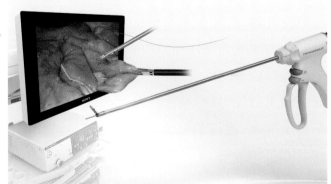

图 2-12   奥林巴斯超声刀

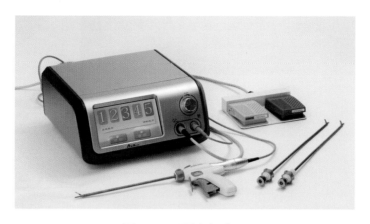

图 2-13　国产超声刀

法包括"断、划、撑、拨、推、拧"这六种基本动作。

（1）断：使用超声刀可以切断、分离组织，保证确切止血，在分离时应尽量采用锐性分离，这样可以减少出血，保持清晰的手术视野；对于一些较细的血管，可以直接利用超声刀离断血管，对于一些较粗血管的离断应使其居于超声刀的中前部，使用慢凝功能凝切断位置两侧各几秒钟（图 2-14），再从中间切断。

（2）划（图 2-15）：类似电刀的使用方法，没有血管的区域可使用超声刀刀背划开，比如说打开肾周筋膜，分离肾腹侧及背侧等。

（3）撑（图 2-16）：新一代超声刀刀头设计较为精巧，可作为分离钳精细分离，将超声刀开口闭合后插入到血管鞘中或血管的后方，然后撑开。相当于使用直角钳撑起血管。

视频 4

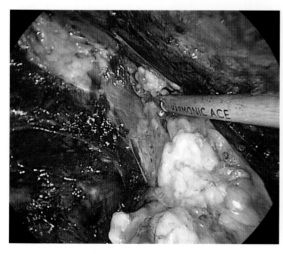
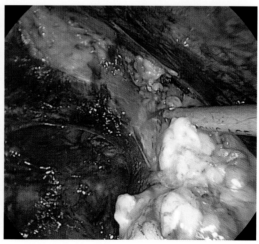

图 2-14　对于较粗血管应在切断位置两侧各慢凝几秒

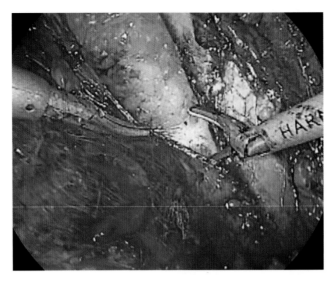

视频 5

图 2-15　超声刀使用技法——划

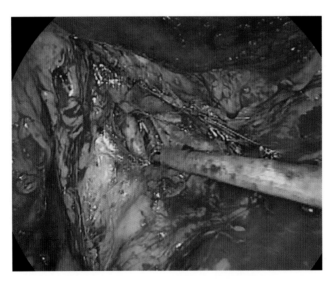

视频 6

图 2-16　超声刀使用技法——撑

（4）拨（图 2-17）：同样在处理血管时，将刀头闭合，感受组织的力反馈掌握好力度，顺着血管的方向可有效地拨开血管周围组织，显露血管。"拨"的动作幅度较小，力度要轻柔。

（5）推（图 2-18）：对于疏松的组织间隙例如肾脂肪囊与肾周筋膜间隙可用超声刀和分离钳进行钝性分离。相对于"拨"，推的动作幅度更大。推时应注意寻找组织的触感及力反馈，如何推得更有效率，需要掌握推的方向、速度及力量，需要术者慢慢体会。超声刀除了分离以外，还可以在一些操作中起到协助牵拉，充

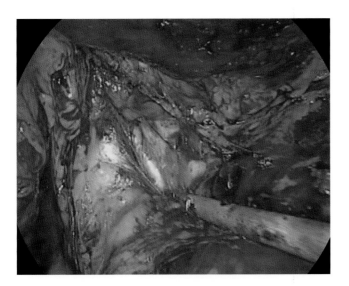

视频 7

图 2-17 超声刀使用技法——拨

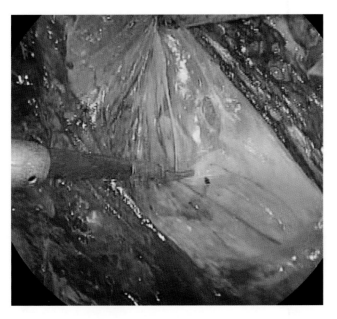

视频 8

图 2-18 超声刀使用技法——推

分显露的作用。利用超声刀可以挡开周围的组织,提供良好的手术视野,便于下一步操作的顺利实施。

(6) 拧:对于无血管但坚韧的组织,可使用超声刀夹持组织,一边做功一边转动刀头切开,目的是增加张力便于加快切割速度。比如切割肾周脂肪等。而对于内含血管的组织,则不建议用这种方法切割,应当稳定超声刀不增加张力做功便于止血。

在使用超声刀时,尚需注意以下一些问题:①刀头工作时应避免钳口与金属器械接触,防止刀头的损坏,用时最好把组织钳夹在刀头前 2/3 的部位;②避免在体液中使用超声刀。超声刀在血液或尿液中做功效率低下,且容易引起液体飞溅污染镜头。③进行检测时应将刀口张开,不能接触组织或液体;④避免空激发,容易对刀头造成损伤,降低超声刀头的寿命。

理论上超声刀可以确切凝闭和切割最大直径为 7mm 脉管。临床实践中,超声刀可以确切闭合肾上腺动脉、左侧肾动脉表面第二腰静脉、膀胱前列腺交界处血管等,为临床工作提供很多便利。

2. **血管闭合系统**　血管闭合操作系统越来越多地应用于腹腔镜手术,尤其是下尿路手术。常用的血管闭合系统如:COVIDIEN® 的 Ligasure 闭合系统(图 2-19)和 KLS Martin® 的 Marseal 闭合系统等(图 2-20)。这类血管闭合系统是以组织反应发生器作为电流和电压的能量来源,可安全应用于闭合 7mm 以内的血管、韧带和组织束,从而大大减少了以往腹腔镜下处理大血管时缝扎止血的复杂操作或钛夹的使用概率。最常用于膀胱全切处理膀胱侧韧带。相比于双极电凝操作,血管闭合操作系统具有产生烟雾少、对组织产生热灼伤小等优点;相比于超声刀,血管闭合操作系统对于凝固、切断较大的血管更为可靠。因此,血管闭合操作系统在下尿路手术中有很好的临床应用价值。但是,血管闭合系统由组织电流通过闭合血管,对夹持组织及其周围有一定热损伤,尤其对血管神经束损伤较大,因而不适用于保留性神经的前列腺根治性切除术。

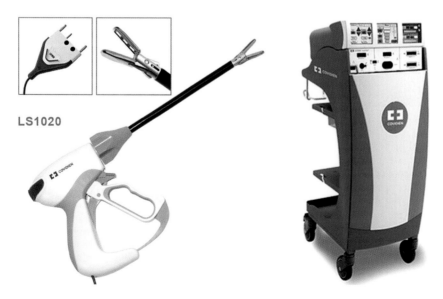

图 2-19　COVIDIEN® 的 Ligasure 闭合系统

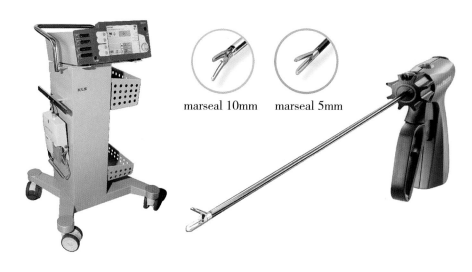

marseal 10mm   marseal 5mm

图 2-20　KLS Martin® 的 Marseal 闭合系统

3. 双极电凝　双极电凝的电流回路是在两个钳叶之间,对邻近组织损伤小,其作用局限、安全,止血效果优秀,比单极电凝安全。使用双极电凝时,有以下一些使用技法需多加注意:①双极使用时需要尽量吸净血液再予以电凝止血以保证止血效果;②双极电凝不能直接用来切割组织,如需进行切割操作,需更换为超声刀等其他器械;③夹持组织过紧时电流会在双极钳叶根部形成短路,而失去止血作用,所以止血时不要闭合钳叶;④双极电凝时产生的热量很容易向周围组织扩散,可致周边重要脏器的损伤,因此,应用双极电凝时应尽量远离重要脏器。

4. 单极电切及电凝　使用时一般先用钩尖分离并挑起欲切断的组织,然后电凝并切断。电钩具有分离层次较清楚、对深部组织损伤少的优点,但要求每次挑起的组织要薄而少且不能带上深部组织。

腹腔镜手术操作中还会用到电剪刀。与其他能量器械相比,使用电剪刀进行锐性分离时产生的组织焦痂少,层次更为清楚。但由于剪刀刀刃易淬火受损,通过电流时会使剪刀上升到非常高的温度,使得锋利的剪刀变钝,减少剪刀的寿命,因此在使用时需多加注意。

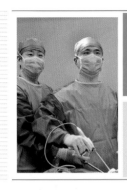

第三章
泌尿外科腹腔镜手术的手术体位

　　一台完美的腹腔镜手术是由许许多多完美的细节构成的,任何一个细节把握不当,都可能影响到整台手术的质量。因此在进行腹腔镜手术时,许多重要的细节必须在术前予以充分的考虑,比如患者的体位摆放及套管位置的确定。

▎一、上尿路手术的操作体位

　　上尿路腹腔镜手术操作的对象多为腹膜后器官,因此,以张旭教授为代表的腹膜后入路已经成为国人进行泌尿外科手术的常用方式,而经后腹腔途径有多种选择,包括侧位、后位腹膜后和半侧卧位等体位,目前最常采用侧位入路。

　　传统的"折刀位"是侧位腹膜后入路的主要体位。这种体位沿袭了传统开放腹膜后入路手术的体位,患者上半身长轴与手术床长轴一致,腰桥略抬起,展露患侧腰部,方便进一步放置 Trocar。在目前的腹膜后入路腔镜操作中,术者的视野不再聚集在身前的患者躯体上,而是转移到患者头侧的腹腔镜显示器上,导致了术者视轴与操作轴分离。而为了适宜这种转变,术者不得不采取"斗牛"式(图 3-1),完成大部分腔镜操作。这种姿势又导致了操作轴与重心的分离。所以在应用常规的"折刀位"进行手术操作时,会发生视轴、操作轴和重心轴三轴分离的影响。

　　在临床实践中,笔者基于传统"折刀位"给术者带来的不适,进行了小小的改良,在应用中取得了较好的实际效果(图 3-2,图 3-3)。为纪念笔者的老师郭应禄院士为我院泌尿外科腔镜事业所作出的突出贡献,将其命名为"郭式体位"。

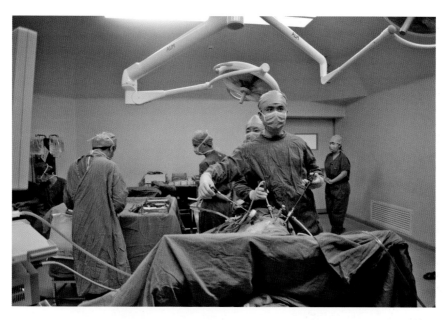

图 3-1　传统体位——斗牛士体位

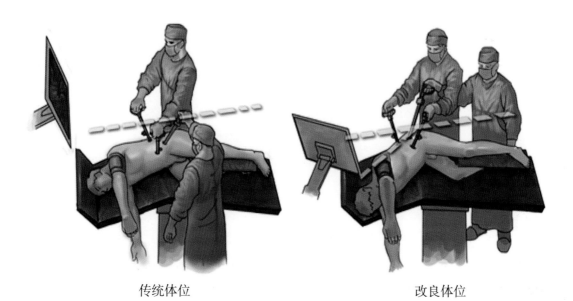

传统体位　　　　　　　　　　　　　　改良体位

图 3-2　上尿路传统折刀位与改良折刀位示意图

　　笔者用四句话总结了改良"折刀位"的摆放："头部尽量靠前,臀部尽量靠后,腰部正对腰桥,身体垂直地面。"标准的"郭氏体位"是患者上半身长轴与手术床长轴呈 20°~30°。显示器置于患者的头顶前方,术者站在患者的臀侧,面向患者头侧的显示器(图 3-4)。在这种体位下,术者的操作轴与视轴可以保持一致,同时,术者重心与操作轴基本同轴,术者站位舒适协调,减少了术者的疲劳程度。

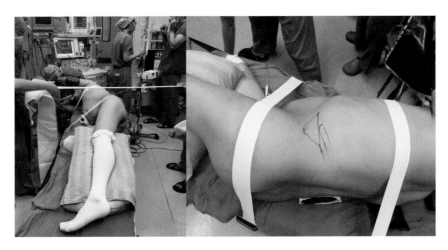

图 3-3   改良折刀位实景图

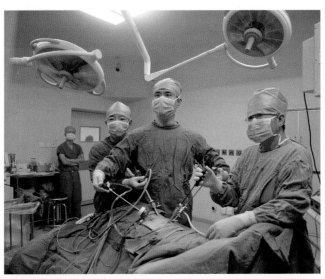

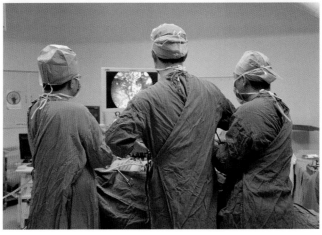

图 3-4   改良体位术者操作实景

（一）建立腹膜后腔

通常分为镜身扩张法和气囊法。镜身扩张法使用镜体本身对腹膜后间隙进行扩张。气囊扩张法建腔快速、建立空间大、适用面广泛等优势。笔者习惯采用自制气囊法建立腹膜后腔。气囊由 Fr18-22 的 T 管与 8 号手套制作而成（图 3-5~ 图 3-8）。

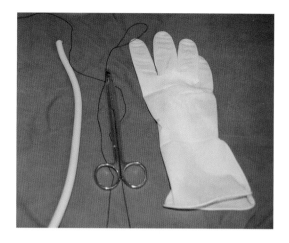

图 3-5　自制气囊制作材料

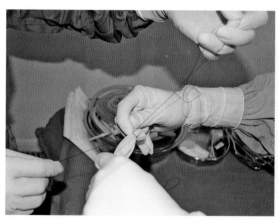
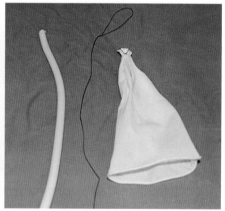

图 3-6　丝线封闭五指端，打结固定（左）效果图（右）

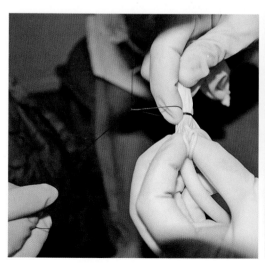
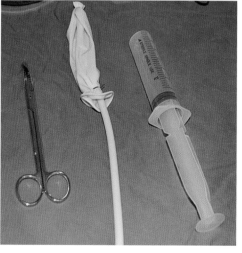

图 3-7　将剪裁后的 T 管置入囊袋并丝线固定（左）效果图（右）

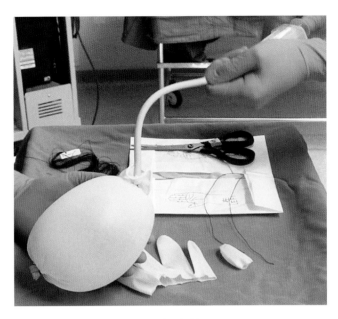

图 3-8　气囊效果图

　　摆好改良折刀位后,选取第 12 肋尖下方 1~2cm 处(肋脊角,此处体表往往有一个凹陷,为肌肉相对薄弱点),切开表面皮肤 3cm 左右,以大弯钳突破深层的腹外斜肌腱膜,并在深方进行轻度扩张。随后取出大弯钳,以手指对切口深方的腹膜外脂肪进行钝性推挤分离,初步建立放置球囊的间隙。随后置入自制球囊,并用 50ml 空针对球囊进行充气(图 3-9)。充气量不宜过大,以免球囊在体内爆裂。笔者经验是,一般以髂棘凹陷处变饱满即可停止。髂棘凹陷处饱满代表髂窝被气囊撑开,后续操作中游离的腹膜外脂肪可以放置在髂窝,以免影响视野和操作。保持球囊张力 5~10 秒即可将球囊减压,取出体外。

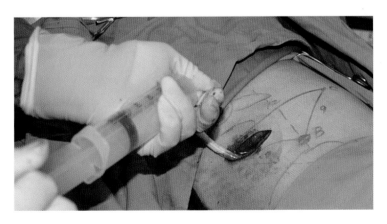

图 3-9　气囊注气建立腹膜后腔

（二）Trocar 的摆放

教科书与文献上提及利用标志性的解剖结构确定穿刺位点的方法（肋弓下、髂嵴、腋前线、腋中线、腋后线等），但具体到穿刺点与解剖标志的距离、三孔之间的距离设置等要点并没有明确。由于每个人的身高和腰部宽度存在差异，如果机械地按照解剖标志、而不考虑三个操作套管之间的相对距离，则很容易导致套管位置的放置不当。如果两个操作套管的位置太近，器械之间便会互相干扰；相反，若距离过远，则术者会因上肢外展幅度过大而感到肩部、上臂及肘部的疲劳，同样影响操作。

在采用改良的腹腔镜手术体位进行操作时，通过反复的调整与体会，我们推荐左右手的套管与镜头套管连线距离相等，呈现出一个等腰三角形的套管摆放位置。套管之间的距离符合"9-9-12"定律，即左右手套管距镜头套管连线长9cm，左右手套管之间连线长12cm，最适于手术操作（图3-10）。

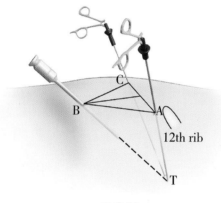

示意图

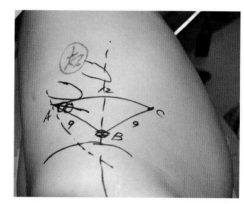

实例

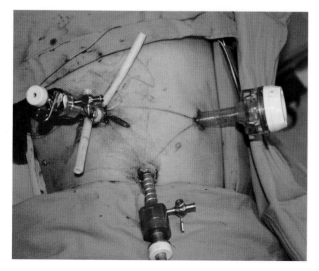

实际操作

图 3-10　Trocar 的位置

二、下尿路手术的操作体位

下尿路腹腔镜手术主要包括前列腺和膀胱,在患者平卧时进行操作,体位摆放相对简单。

患者仰卧位,下腹部位置正对腰桥,略取折刀位,这样可以省去在臀下放置垫子。双腿略分开,髋关节稍外展,便于前列腺癌根治术中膀胱颈尿道吻合时助手将会阴部顶起。膝关节稍屈曲,腘窝下垫起予以保护(图3-11)。膝盖上方和胸前分别用约束带或者宽胶布固定,确保头低脚高体位时患者保持稳定。患者的双手并在体侧。

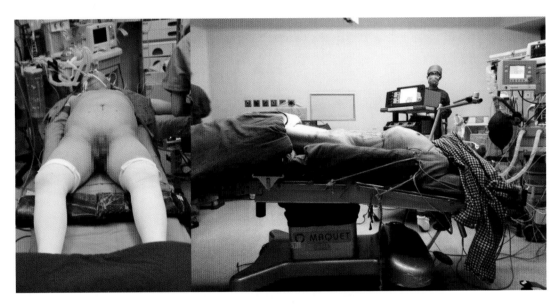

图 3-11   下尿路腹腔镜手术的体位

Trocar 的位置选择,根据手术对象的不同可选择 3 个套管、4 个套管和 5 个套管。腹腔镜前列腺根治术笔者通常使用 3 个 Trocar 下完成。若手术难度较大,可增加第 4 个、甚至第 5 个套管辅助吸引和牵拉。而腹腔镜根治性膀胱全切手术则需要 4~5 个套管辅助。Trocar 分布(以三孔前腹膜腔前列腺癌根治术为例):第 1 个套管在脐下置入,脐下正中做长约 4cm 小切口,切开皮下脂肪至腹直肌前鞘,在脐下两横指处横行切开腹直肌前鞘,在中线两侧见到腹直肌后,将手指紧贴腹直肌后方,在腹直肌后鞘前方扩张,遇中线将其推开,置入自制气囊,充气建立前腹膜腔。将 10mm Trocar 置入该腔隙。于双侧腹直肌外侧缘,同样是脐下两横指水平置入第 2、3 个套管,使得 3 个 Trocar 在体表分布呈一条线。腹腔镜膀胱根治性切除术上述 3 个 Trocar 分布与之相同。笔者习惯 Hasson 技术置于脐下第 1 个 Trocar，根据需要可在右、左侧麦氏点置入第 4、5 个套管予以辅助。

三、经腹手术的操作体位

腹腔镜肾盂成形术可采用腹膜后途径和经腹腔途径。因为 UPJ 位置较低，常规腹膜后途径操作区域靠下，术者在吻合时需要耸肩完成缝合动作，操作时间长的话容易疲劳。而经腹腔途径空间宽阔，吻合时术者操作无须耸肩完成，比较符合生物工程学，故笔者目前常规采用经腹腔途径完成肾盂成形手术。体位为患侧 45°~60° 斜卧位，患侧手臂吊起(图 3-12)。脐上置入 10mm 套管作为腔镜套管，脐与剑突连线中点置入第 2 个套管，左侧手术时为辅助手(5mm 套管)，右侧手术时为主动手(10mm 套管)。脐水平线腹直肌外侧缘置入第 3 个套管。

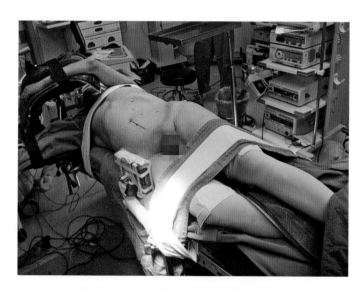

图 3-12　经腹腹腔镜手术的体位

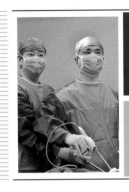

第四章

腹腔镜肾上腺肿瘤切除术

一、手术概述及解剖要点

1. 手术概述　随着手术器械的不断革新和技术水平的不断提高,微创方法逐渐成为肾上腺肿瘤的主要处理方法。腹腔镜处理肾上腺肿瘤主要分为经腹腔入路和经腰后腹膜入路。依据肿瘤部位和术者习惯的不同,这两种手术方式各有利弊,但多项大规模随访结果显示两种方式均可获得良好的手术效果。肾上腺手术需要一定的学习曲线,一般需要 30 例才能达到相对熟悉的程度。一些体积大或功能强的肾上腺腺瘤如嗜铬细胞瘤,手术的风险很高,需要术者术前对影像学充分评估,选择合适的入路,并完善术前相关准备。对于年轻医生而言,明确解剖层次、结构,积累一定的手术经验十分必要。

2. 解剖要点　肾上腺是人体重要的内分泌器官,左右各一,位于肾的上方,共同为肾筋膜和脂肪组织所包裹。左肾上腺呈半月形,右肾上腺为三角形。腺体分肾上腺皮质和肾上腺髓质两部分,周围部分是皮质,内部是髓质。肾上腺血供非常丰富,主要血管包括肾上腺上、中、下动脉(分别起于膈下动脉、腹主动脉和肾动脉)和肾上腺中央静脉(右侧中央静脉极短,直接汇入下腔静脉后外侧;左侧与膈下静脉汇合入肾静脉)。

二、手术步骤——六步法

见表 4-1。

表 4-1　腹腔镜肾上腺肿瘤切除术六步法

步骤		器械	
1	清脂肪 开筋膜	分离钳、超声刀	
2	分腹侧	分离钳、超声刀	
3	分背侧	分离钳、超声刀	
4	分上极	分离钳、超声刀	
5	断血管	分离钳、超声刀、Hem-o-lok 钳	Hem-o-lok
6	切肿瘤	分离钳、超声刀、Hem-o-lok 钳	Hem-o-lok

"第一步"——清脂肪，开筋膜。

腹膜后间隙建立成功后，清理腹膜外脂肪，打开 Gerota 筋膜。手术器械推荐使用超声刀，在游离脂肪时，与电钩相比，超声刀的优势非常明显（图 4-1），产生烟雾少，而且分离速度快。**在游离时转动刀头，可以加快离断的速度。** 在锐性离断（图 4-2）的同时，用超声刀头钝性（图 4-3）游离脂肪组织，可以加快手术进度。从腹侧和背侧两侧将脂肪由上及下钝性推至髂窝（图 4-4），遇滋养血管用超声刀止血并离断。以腰大肌为解剖标志，在腰大肌前缘约 1cm 处打开 Gerota 筋膜（图 4-5~ 图 4-7）。

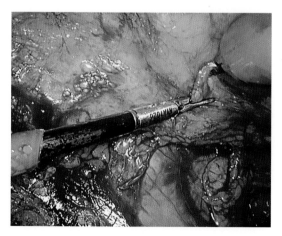

图 4-1　应用超声刀游离脂肪，先游离腹侧

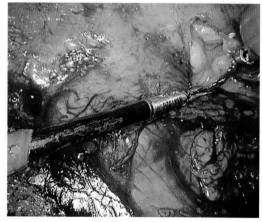

图 4-2　应用超声刀锐性加钝性游离腹侧脂肪

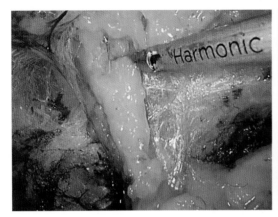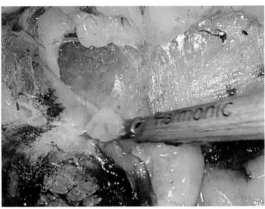

图 4-3　游离脂肪至腹侧上缘

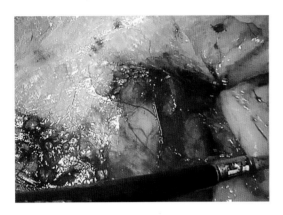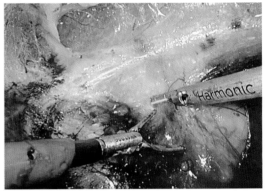

图 4-4　快速钝性游离腹膜外脂肪的背侧，并将其推至髂窝

图 4-5　超声刀锐性打开 Gerota 筋膜

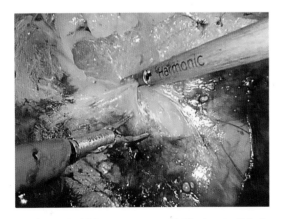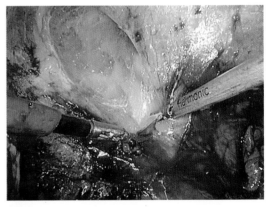

图 4-6　锐性打开 Gerota 筋膜，打开时注意超声刀发生杆向上挑

图 4-7　向下锐性打开 Gerota 筋膜，可以采用超声刀的"划"的技法

视频 9

"第二步"——分腹侧。

分离肾上腺腹侧无血管层面,即肾脏内上方的肾周脂肪囊与肾周筋膜前层之间的相对无血管间隙(图4-8~图4-10)。分离腹侧时,要注意辨别腹膜的边缘,避免损伤腹膜,保持良好的操作空间。游离要点是紧贴着肾前筋膜,分开肾周脂肪囊和肾前筋膜之间的间隙。该间隙为无血管层面,既可超声刀锐性离断(图4-11)又可钝性游离(图4-12),对于大多数肾周脂肪炎症不重的病例,此层面多可应用钝性分离,速度快,效率高,同时辅以锐性离断,则有助于保持良好视野。传

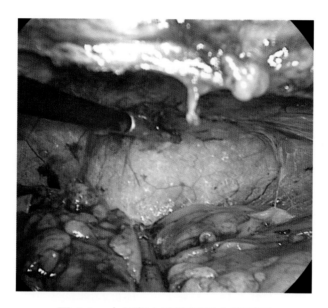

图 4-8　右侧肾上腺腹侧无血管层面

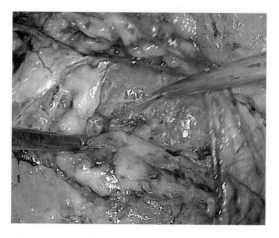

图 4-9　右侧肾上腺腹侧无血管层面,可以在肾周脂肪和 Gerota 筋膜之间的无血管间隙(肾周脂肪炎症粘连较重时)

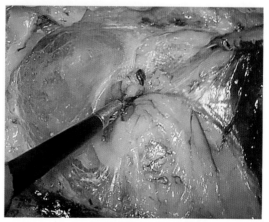

图 4-10　钝性分离无血管间隙

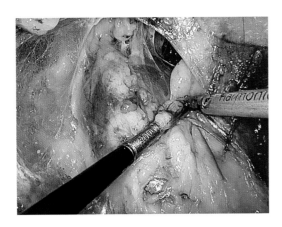

图 4-11　锐性分离无血管间隙

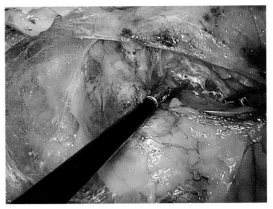

图 4-12　肾上腺腹侧另一无血管层面(也可以从肾表面与肾周脂肪这个无血管层面开始钝性加锐性游离)

统观点认为应尽量大范围地游离肾周脂肪囊腹侧层面,直至观察到肾上腺腹侧面,以便肾上腺肿瘤的定位和充分暴露。笔者认为,腹侧面游离不一定要求范围广泛直至见到肾上腺腹侧面。游离至肾上极水平即可(图 4-13),待游离肾上腺三个无血管层面之后,将肾脏向下压,即可看到肾上腺及肾上腺肿瘤。

　　"第三步"——分背侧。

　　分离肾上腺背侧无血管层面:分离肾脏外上方的肾周脂肪囊与腰大肌筋膜之间的相对无血管间隙(图 4-14~ 图 4-16)。在此层面向上分离直至膈下,向下分离至肾蒂水平(图 4-17)。若肿瘤位置较低,可分离至肾下极水平。此层面仍然90% 以上的动作是钝性分离,遇到血管时则用锐性离断。这步骤需要注意膈肌

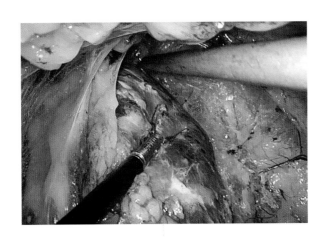

视频 10

图 4-13　腹侧游离范围

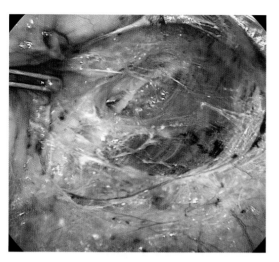

图 4-14　左侧肾上腺背侧无血管层面

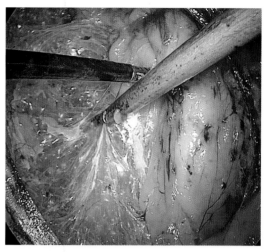

图 4-15　右侧肾上腺背侧无血管层面

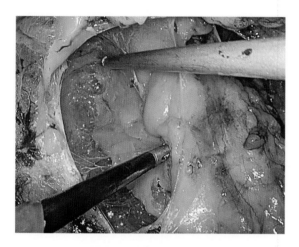

图 4-16　右侧肾上腺背侧无血管层面,游离时要尽量避免左右手器械出现近距离交叉

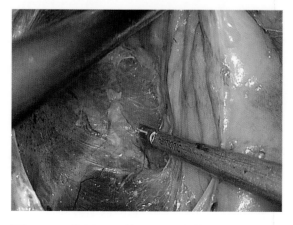

图 4-17　背侧无血管层面分离范围,建议游离到背侧的最上方

视频 11

的保护,切勿因追求速度而造成膈肌和胸膜损伤。游离至肾中部水平时,注意识别肾动脉,避免损伤肾动脉。

"第四步"——分上极。

分离肾脏上极无血管层面:完成腹侧、背侧分离,大致完成肿瘤或肾上腺定位后,可开始分离肾上极与肾上腺底部之间的间隙(图4-18~图4-20)。超声刀沿肾上极切开(图4-21),暴露肾上极后,可紧贴肾上极表面继续向肾上腺方向或腺瘤所在方向分离(图4-22、图4-23)。使用分离钳轻压肾上极,锐性钝性相结合分离,以锐性分离为主,分离至肾上腺底部。对于较胖或粘连较重的患者,笔者推荐北京大学泌尿外科研究所吴士良教授的操作习惯,增加第4个辅助Trocar协

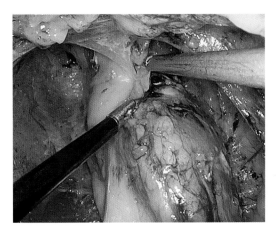

图4-18   肾上腺与肾脏之间的无血管层面

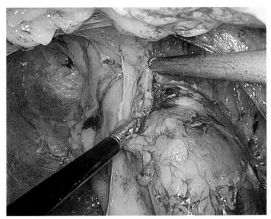

图4-19   超声刀切开肾上极与肾上腺之间的层面

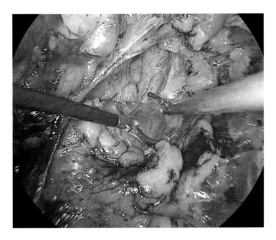

图4-20   紧贴肾上极,超声刀锐性分离肾上腺与肾脏之间的无血管层面(左侧肾上腺)

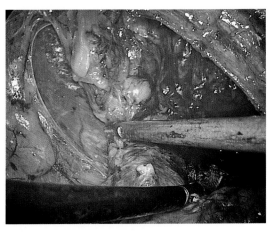

图4-21   紧贴肾上极,超声刀锐性分离肾上腺与肾脏之间的无血管层面(右侧肾上腺)

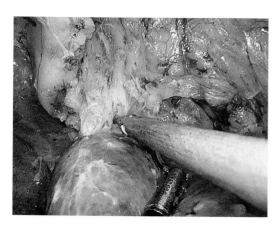

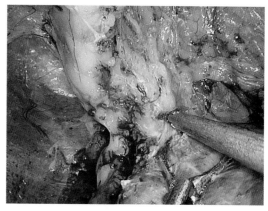

图 4-22　沿肾上极表面锐性游离　　　图 4-23　完全游离肾上极，直至肾上腺下缘

助显露，能够提高手术效率并增加手术安全性（图 4-24~ 图 4-26）。于腹侧及背侧 Trocar 中点连线上方 1~2cm 置入 5mm Trocar，用无创钳协助下压肾上极，可解放术者的左手，使操作变得更加简便。此外，若腹面侧分离足够，可循着第一步所暴露的肾上腺边界由腹侧进入，锐性钝性相结合完全分离开肾上腺（图 4-27、图 4-28），这一方法的优点在于肾上腺的解剖更为清晰精细，可以不必连带切除过多肾周脂肪，处理腹侧肿瘤更为直接。

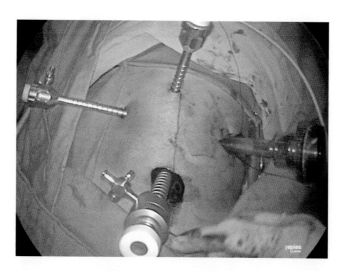

图 4-24　4 个套管的位置分布呈菱形，下方为放置镜子的 Trocar，左右两侧分别为左手（辅助手）和右手（主动手），上方为下压显露用的辅助 Trocar

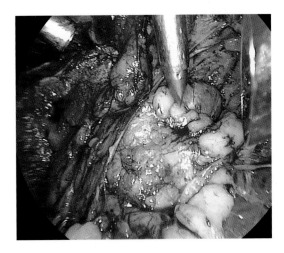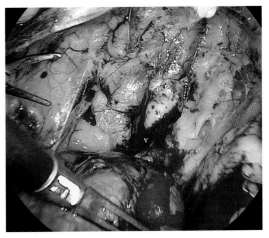

图 4-25　穿刺置入第 4 个套管　　　　　　图 4-26　第 4 个套管协助牵拉肾脏

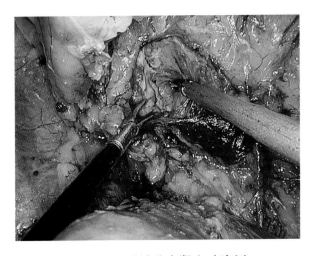

图 4-27　继续分离肾上腺腹侧

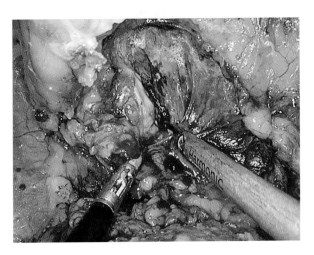

图 4-28　继续分离肾上腺腹侧

"第五步"——断血管。

处理肾上腺供应血管以及肿瘤和正常肾上腺相连的组织。此为本手术的关键步骤和手术难点。左手轻轻托起腺瘤，暴露肿瘤基底的供应血管以及肿瘤和正常肾上腺相连的组织。此时若有第 4 个套管辅助向下轻压肾脏，暴露会更为充分。若肾上腺肿瘤位置较高，手术难度较低，无须处理肾上腺中央静脉，将肿瘤直接从正常肾上腺上离断后切除即可（图 4-29）。若肾上腺肿瘤位置较低，尤其是低于肾上极水平时，则需分离并离断肾上腺中央静脉（图 4-30、图 4-31）。对于右侧肾上腺肿瘤而言，再沿着肾上腺腹侧面向深方分离即可显露下腔静脉，将

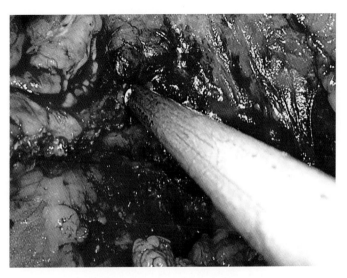

图 4-29　可以超声刀慢挡直接离断肾上腺肿瘤，缺点是创面容易渗血，往往需要切下标本后补夹 Hem-o-lok 止血

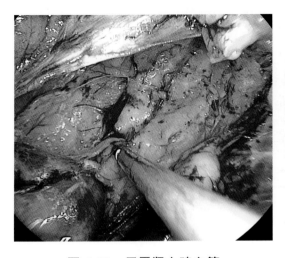

图 4-30　显露肾上腺血管

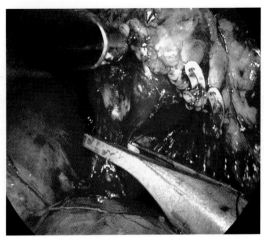

图 4-31　处理肾上腺供应血管

肾上腺肿瘤下缘暴露,在肿瘤和腔静脉之间小心钝性分离,即可找到位于右肾上腺中间的肾上腺中央静脉。对于左侧的肾上腺肿瘤,在暴露出肿瘤下缘后,将肿瘤下缘轻轻抬起,钝性分离肿瘤下极与肾脏上极,肾上腺下极位置即可看到肾上腺中央静脉(图 4-32,图 4-33)。以 Hem-o-lok 钳夹后离断。右侧肾上腺中央静脉紧邻下腔静脉,需要谨慎小心。肾上腺的动脉多来自附近其他大动脉的细小分支,可使用超声刀慢挡直接离断以缩短手术时间;也可使用 Hemo-o-lok 钳夹后切断,保持视野和解剖结构的清晰。

视频 13

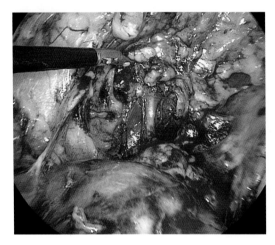

图 4-32   左侧肾上腺中央静脉

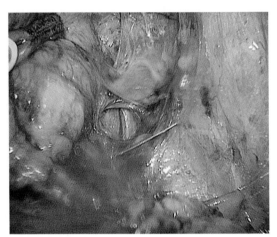

图 4-33   右侧肾上腺中央静脉

"第六步"——分离肾上腺上极,取出标本。

肾上腺上极留在最终游离,保留肾上腺上极对肾上腺或肿瘤有悬吊作用,有利于手术操作。肾上腺上极及其周围疏松结缔组织(图 4-34),采用钝性结合锐

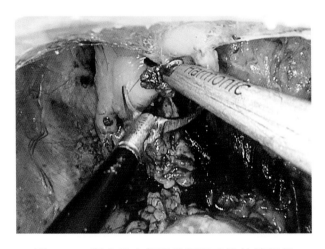

图 4-34   肾上腺上极及其周围疏松结缔组织

性的方式可以有效分离(图 4-35~ 图 4-37)。肾上腺巨大肿瘤或者肿瘤有内出血,与周围粘连严重时,分离时应小心膈肌,避免损伤膈肌导致胸膜破裂。如单纯进行肿瘤切除术,应在明确肿瘤边界后,用 Hem-o-lok 夹闭正常肾上腺,用剪刀或者超声刀贴近肿瘤进行离断。分离时可以抓起肾上腺周围脂肪,动作需轻柔,尽量避免触碰肾上腺肿瘤。

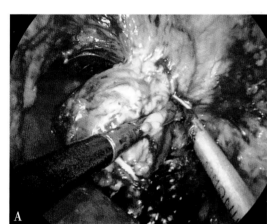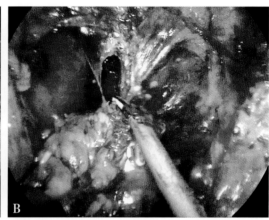

图 4-35　分离肾上腺上极

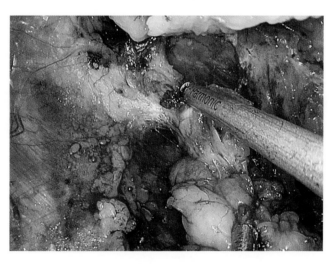

图 4-36　钝性牵拉与锐性切割相结合

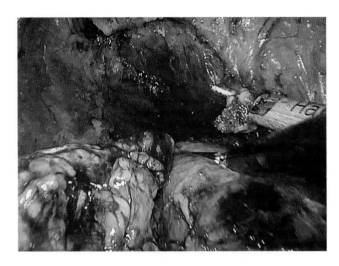

视频 14

图 4-37　离断肾上腺上极

三、手术心得及注意事项

1. **手术心得**　分离肾上腺腹侧时,要注意辨别腹膜的边缘,避免损伤腹膜。对于大多数肾周脂肪炎症不重的病例,可以在肾周与肾周脂肪这一无血管层面分离,以钝性游离为主,遇纤维条索可以锐性切断;肾周脂肪炎症较重者,可以紧贴着肾前筋膜,将肾周脂肪钝性加锐性分开。**笔者建议腹侧游离程度适度,创造出一定的操作空间即可,不必要求第一时间看到肾上腺或腺瘤**。游离背侧时建议在肾周脂肪与腰大肌层面钝性游离,不建议游离肾与肾周脂肪层面。游离肾上极和肾上腺之间的层面后建议加第四操作孔,将肾上极下压,便于解放辅助手,利于灵活操作。**将肾上极下压后,由于空间足够,在游离肾上腺腹侧,可轻易地做到暴露目标区域,可以有效地降低手术难度,缩短手术时间**。游离腹侧后,进一步充分游离背侧,使肾上腺腹侧和背侧完全游离,形成"吊床"效应,再处理肾上腺动脉及中央静脉,最终将肾上极切断,迅速完成手术。

2. **易出现的问题及解决方式**　腹腔镜肾上腺手术常见的并发症如下:

(1) 腹膜损伤:腹膜损伤后,气体会从后腹腔进入腹腔,腹腔内压力增加,使得后腹腔操作空间减小,影响手术视野。首先应尽量避免在切开 Gerota 筋膜时切破腹膜。个人经验是距离腰大肌约 1cm 处切开 Gerota 筋膜,往最上角和最下角切开时尤其要注意,远离腹膜反折,可多使用钝性游离的方式撑开。若是切开 Gerota 筋膜时不慎发生腹膜破损,可首先关闭气腹,用吸引器将腹腔内气体吸出,然后用 Hem-o-lok 将破损腹膜夹闭。

　　另一种腹膜破损情况是由于游离腹膜外脂肪时,超声刀的发生杆不慎打在腹膜上,会形成小破口,腹腔缓慢进气后操作空间受限。遇此情况,可以找到破损处,将破损处剪开,用吸引器吸出腹腔进气,Hem-o-lok 将夹闭破损腹膜。如果难以找到破损处,可以在腹腔穿入一个 5mm Trocar 用于放气,也可在左右手两个 Trocar 连线正中点上方一横指处增加第 4 个套管,协助牵拉腹膜或肾脏,协助显露。

　　(2) 出血:肾上腺血供虽丰富,但是只要遵循解剖层面,不太会有出血。出血常见于嗜铬细胞瘤的切除,嗜铬细胞瘤血供极丰富,而且支配血管脆性大,即便是轻柔的触碰也可能导致出血。切除肾上腺腺瘤时要注意其血供支配特点,左侧是直接来自主动脉支配,右侧是主动脉绕过下腔静脉而来,吸引器游离动脉时注意要顺着动脉方向轻柔游离,及时用蓝色 Hem-o-lok 夹闭支配动脉并切断。

　　第二种常见的出血见于切除腺瘤时,超声刀直接沿肾上腺腺瘤边缘切除后的肾上腺切缘出血。故建议用金色 Hem-o-lok 沿肾上腺腺瘤的边界夹闭后切除,避免出血;也可用超声刀的慢挡切除腺瘤,出血处用 Hem-o-lok 夹止血。

　　还有一类出血是中央静脉损伤和右侧肾上腺手术时下腔静脉的损伤,故术前对左右两侧肾上腺中央静脉走行的解剖要很熟悉,避免损伤。如出现下腔静脉损伤时,小的破口可使用 Hem-o-lok 夹闭,有时可以使用 4-0 血管缝线进行缝合。

　　(3) 周围脏器损伤:进入正确的层面分离是避免损伤周围脏器的主要方法,左侧肾上腺肿瘤,若在肾周脂肪囊腹侧分离进入肾前筋膜和腹膜之间的层次时,可见到胰尾;对于一些较瘦的患者,在肾周脂肪囊和肾前筋膜的层次中亦可隐约看到胰尾。相对于肾上腺及肾上腺肿瘤,胰尾颜色苍白,质地韧,术中一定注意区分。

　　(4) 肾上腺皮质功能不全:是腹腔镜肾上腺术后较危险的并发症之一,最常见于 Cushing 综合征术后。其临床表现为高热、呼吸困难、发绀、冷汗、厌食、恶心、呕吐、腹痛、腹泻;继之可以有脱水、少尿、血压下降、心动过速等,进一步发展为循环衰竭、休克等。故对于 Cushing 综合征患者,需要在术中和术后做好激素替代。

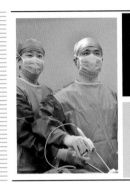

第五章

腹腔镜根治性肾切除术

一、手术概述及解剖要点

1. 手术概述 肾脏根治性切除术仍然是治疗肾癌的最有效方法之一。自1991年首例报道腹腔镜下根治性肾切除术以来,随着腹腔镜技术的日臻完善,其疗效已与传统手术相当,在手术并发症方面较传统开放术式具有明显优势。这种方式已经开始成为局限性肾癌的重要治疗方式之一。随着目前早期筛查的广泛普及,肾癌的诊断例数大大增加,因此掌握完成腹腔镜根治性肾切除术的相关步骤及技巧显得日益重要。

2. 解剖要点 肾脏形似蚕豆,左右各一。肾被膜有三层,由外向内依次为肾筋膜、脂肪囊和纤维囊。肾门是肾内侧缘中部的凹陷,为肾动脉、肾静脉、肾盂、神经及淋巴管等结构出入的部位。肾动脉起自腹主动脉,于肾静脉的后上方横行向外,经肾门入肾。右肾动脉较长,经下腔静脉的后面右行入肾,腹腔镜下沿下腔静脉表面游离可寻找到右肾动脉。右肾静脉较短,通常无肾外属支汇入,因此在腹腔镜手术中,一定要看到肾静脉上方和下腔静脉的夹角时再结扎肾静脉,以免将下腔静脉误认为肾静脉结扎;左肾静脉较长,收纳左肾上腺静脉、左性腺静脉和腰静脉的汇入,腹腔镜手术中在分离和切断左肾静脉时,应尽量在性腺静脉汇入肾静脉的远心端结扎,避免需要离断生殖静脉的麻烦。

二、手术步骤——六步法

见表 5-1。

表 5-1　腹腔镜根治性肾切除术六步法

	步骤	器械
1	清脂肪 开筋膜	分离钳、超声刀
2	分腹侧	分离钳、超声刀
3	分背侧 断动脉	分离钳、超声刀、Hem-o-lok 钳
4	分下极 输尿管	分离钳、超声刀、Hem-o-lok 钳
5	分上极	分离钳、超声刀
6	断静脉	分离钳、超声刀、Hem-o-lok 钳

"第一步"——清脂肪，开筋膜。

视频 15

清理腹膜外脂肪，打开 Gerota 筋膜，具体参见第一章"腹腔镜肾上腺切除术"（图 5-1~ 图 5-4）。

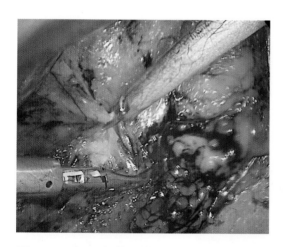

图 5-1　清理腹膜外脂肪——从腹侧中下部起始

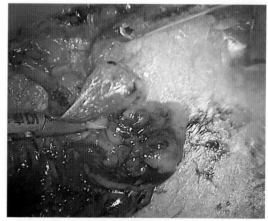

图 5-2　清理腹膜外脂肪——向上方游离到顶部

"第二步"——分腹侧。

从腹侧在肾周脂肪与肾前筋膜之间的无血管间隙中游离肾脏（图 5-5~ 图 5-7）。

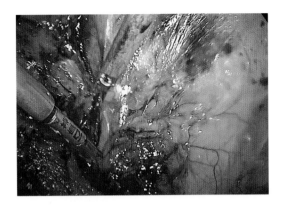

图 5-3   将腹膜外脂肪推向髂窝——背侧的腹膜外脂肪相对游离，钝性分离即可轻松分开，并将其推向髂窝

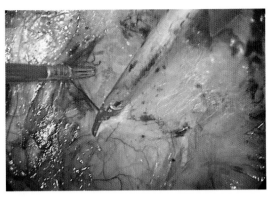

图 5-4   打开 Gerota 筋膜——超声刀或者剪刀距离腰大肌约 1cm 处剪开

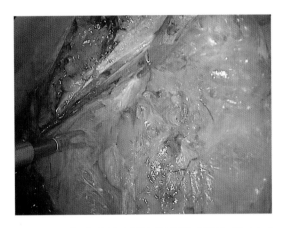

图 5-5   先分离肾周脂肪囊腹侧面，从中下极开始钝性游离，遇到纤维条索则锐性游离

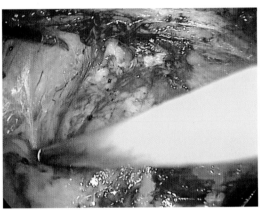

图 5-6   分离肾周脂肪囊腹侧面——笔者习惯从肾脏中下部开始游离

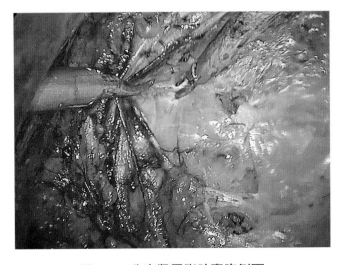

图 5-7   分离肾周脂肪囊腹侧面

视频 16

"第三步"——分背侧,断动脉。

从背侧沿腰大肌表面和肾周筋膜间的无血管间隙中游离肾脏(图 5-8~ 图 5-10)。从膈下到髂窝整体推进,在充分游离的基础上即可显露肾蒂。腹腔镜手术中寻找肾蒂是手术的关键步骤。如何正确快速寻找到肾动脉是泌尿外科医师进行腹腔镜肾切除手术的难点。寻找肾动脉的有以下几种方法:①**弓状线法**:解放军总医院的张旭教授首先提出弓状线的解剖特点。弓状线是腰大肌和膈肌的交汇之处,正对应肾动脉的走行(图 5-11、图 5-12)。找到弓状线,向下分离即刻找到肾动脉。②**从下极背侧分离法**:于肾下极背侧先找到解剖标志,右侧分离出下腔静脉,沿腔静脉表面向肾上极分离即可找到跨越下腔静脉的肾动脉;左侧分离出输尿管,沿输尿管与腰大肌之间的平面向上方分离可找到腰静脉,腰静脉上

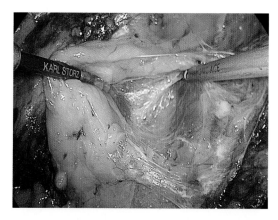

图 5-8　在肾脏背侧沿腰大肌表面进行肾脏游离(1)

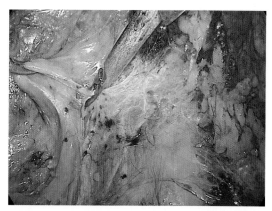

图 5-9　在肾脏背侧沿腰大肌表面进行肾脏游离(2)

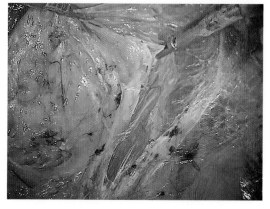

图 5-10　在肾脏背侧沿腰大肌表面进行肾脏游离(3)

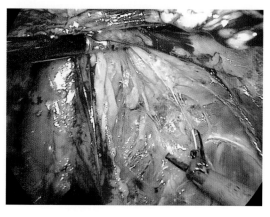

图 5-11　左侧弓状线

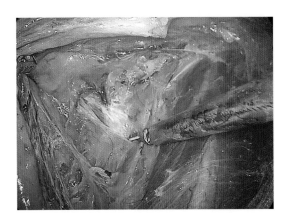

图 5-12　弓状线下方为肾动脉

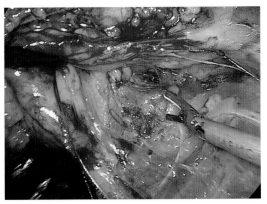

图 5-13　左肾动脉表面梯形隆起

方即为肾动脉。③**中点法**：在肾周脂肪囊和腰大肌之间的间隙进行大范围游离，游离至一定平面时，目测肾脏中点的位置，挑开肾脏可看到肾脏背侧有一梯形隆起，此处为肾动脉动脉鞘（图 5-13）。在肾脏背侧分离时，分离至肾蒂周围可观察到一些纵行走行的纤维，多为淋巴管和肾蒂周围的小血管，且此处容易渗血，亦提示肾动脉就在深方（图 5-14、图 5-15）。④**静脉定位法**：适用于左肾切除，在腰大肌前方大范围游离后，首先看到的是第二腰静脉，在其上方深处即是肾动脉。当手术达到一定例数时，基本就不需要去局限于某一种方法，笔者更习惯于先大范围游离背侧，挑起肾脏即可大致知道肾动脉的位置，再辅助后两种方法迅速找到肾动脉（图 5-16）。

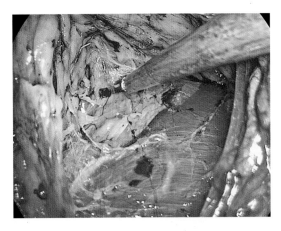

图 5-14　左肾动脉表面纵行纤维

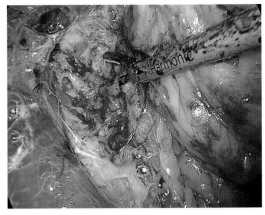

图 5-15　右肾动脉表面纵行纤维

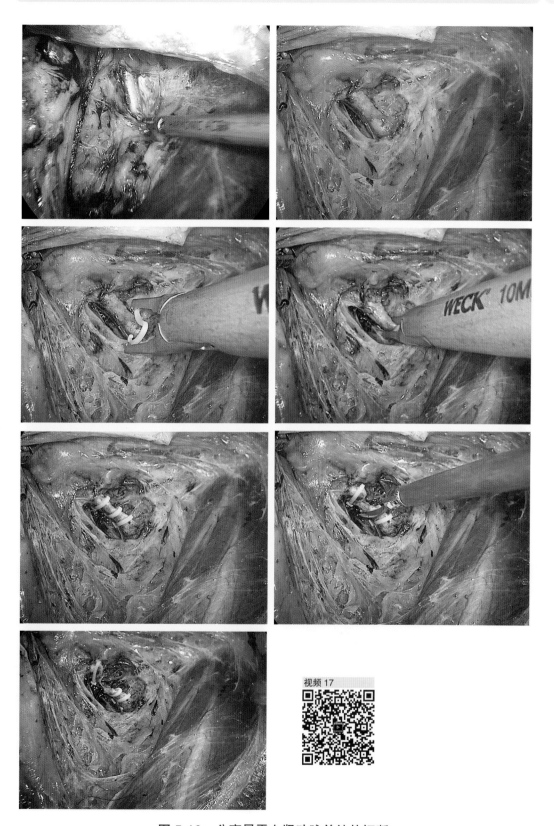

图 5-16　分离暴露左肾动脉并结扎切断

视频 17

"第四步"——分下极,输尿管。

切断肾脏下极脂肪(图5-17),向下分离即可看到输尿管(图5-18),用 Hem-o-lok 夹闭后切断(图5-19),输尿管也可采用超声刀直接切断(图5-20、图5-21)。输尿管后方可以看到性腺血管(男性为精索静脉,女性为卵巢静脉)。

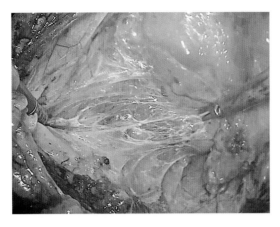

图 5-17   分离肾脏下极脂肪

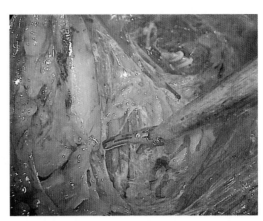

图 5-18   显露输尿管

"第五步"——分上极。

紧贴肾脏上极将肾脏与周围组织进行分离(图5-22~图5-25)。根据肾脏肿瘤的位置选择保留或切除同侧肾上腺。笔者建议在切除肾脏后,将肾脏放至髂窝,再切除肾上腺,可降低手术难度。

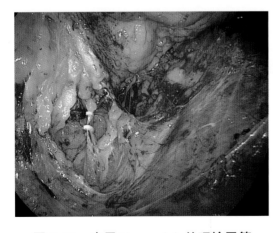

图 5-19   应用 Hem-o-lok 处理输尿管

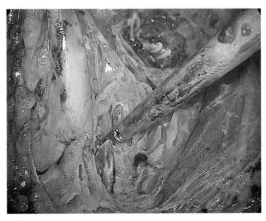

图 5-20   也可以用超声刀直接切断输尿管

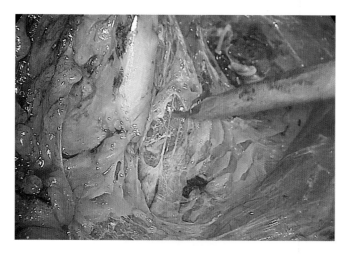

视频 18

图 5-21　离断的输尿管

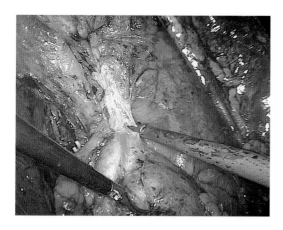

图 5-22　处理肾上极

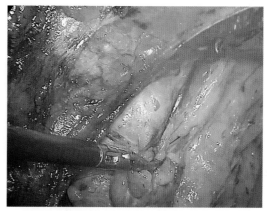

图 5-23　分离肾脏上极

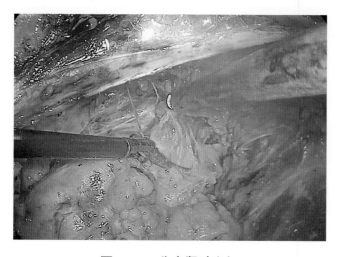

图 5-24　分离肾脏上极

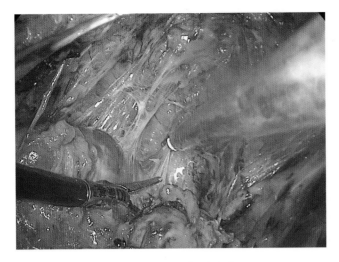

视频 19

图 5-25　分离肾脏上极

"第六步"——断静脉。

　　游离并处理肾静脉。肾脏腹侧、背侧、下极、上极充分离断后,肾脏仅残余肾静脉与组织相连。用 Hem-o-lok 夹闭后切断,切除肾脏。对于肾静脉的处理有以下几种方法:①从背侧处理:将肾脏向腹侧挑起,可见肾动脉断端的后上方或者后下方即为肾静脉,该方法多用于左肾静脉的处理(图 5-26~ 图 5-29)。②从下极处理:将整个肾脏下极向上方略偏腹侧挑起,右侧沿腔静脉向上,左侧沿性腺血管向上即可探及肾静脉(图 5-30)。③从腹侧处理:将肾脏腹侧、上极、下极完全游离,把肾脏挑向背侧,可看到肾静脉。这种方法可以将肾静脉腹侧的组织分离

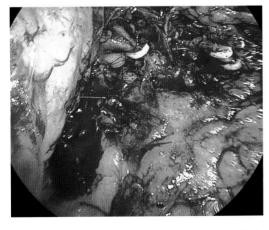

图 5-26　从背侧处理左侧肾静脉,将肾从背侧推向腹侧显露肾静脉

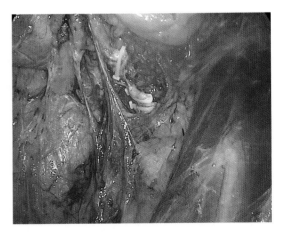

图 5-27　肾动脉后下方为肾静脉——处理左肾静脉时,左手将肾下极向上推向腹侧

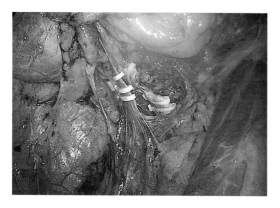 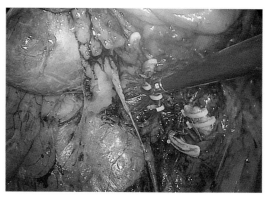

图 5-28 显露肾静脉的下角及上角后上夹　　　图 5-29 切断肾静脉

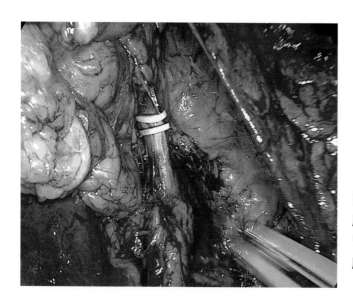

视频 20

图 5-30 从下极处理右侧肾静脉——充分游离下极腹侧,左手将肾下极向上向背侧推,显露右肾静脉汇入下腔静脉的下角及上角

彻底,并能清楚地观察到肾静脉的上下夹角,静脉处理安全可靠,尤其适用于静脉较短的右肾。④从上极处理:这种处理方法使用较少,静脉夹角暴露不够充分,容易误伤下腔静脉(右侧)和肾静脉。适用于肾脏下极巨大的肿瘤。当肾肿瘤巨大,从腹侧、背侧和下极均难挑起时,从肾脏上极贴近肾脏表面分离至肾窦,即可看到肾静脉。这种方法需对腔静脉及肾静脉的解剖走行有丰富的经验,对术者经验要求较高。对于右肾根治,笔者最常用的是将肾下极向背侧向上方抬起,由下方腹侧上夹;左肾切除术,是将肾下极向腹侧向上抬起,显露左肾静脉的下角及上角,再由下方背侧上夹,似乎较为方便且安全。

三、手术心得及注意事项

1. **手术心得**　经腰入路的肾切除术在泌尿外科属于入门常规手术,笔者认为快速完成的要点有以下几点:

(1) 气囊法建立后腹膜腔时,应充分扩张,建议使用自制手套气囊(因其适形性较好,可以充分将髂窝鼓起),便于存放游离下来的腹膜外脂肪。

(2) 先游离腹侧,建立一定的操作空间,使得肾脏有一定的活动度。便于处理肾蒂时的操作。肾脏腹侧和背侧的分离是一个交替的过程,处理完肾蒂之后返回继续游离扩大腹侧的肾旁前间隙,并与背侧会合。有些专家习惯先游离肾脏背侧,其好处在于可以迅速处理肾动脉,离断肾动脉后肾脏缺血缩小,有助于后续快速分离。总之,腹腔镜肾根治性切除术中"先分腹侧"和"先分背侧"各有优缺点,根据术者操作习惯不同,选择适合自己的手术方式。

(3) 静脉要最后处理:经常会遇到有多支动脉,若肾动脉没有完全离断就将肾静脉夹闭,肾脏会充血变大,创面渗血不止,增加手术难度;另外,肾脏基本游离后,从下极向上抬起肾脏很容易显露肾静脉,更利于静脉的解剖分离。

2. **易出现的问题及解决方式**　腹腔镜肾切除手术中容易出现以下问题:

(1) 腹膜破损:见第四章　腹腔镜肾上腺肿瘤切除术。

(2) 肾静脉或腔静脉出血:静脉压力较低,当出现大静脉损伤时,不要过度使用吸引器吸引,过度吸引后会使腹膜后腔压力变低,加重出血。由于腹腔镜气腹的存在,靠腹膜后腔内压力基本即可维持静脉不出血。进一步明确出血位置后以钛夹、金色 Hem-o-lok 或血管缝合线修补受损血管。切忌在静脉破损后大幅度提高气腹压压迫止血,因气腹压力过高可导致二氧化碳蓄积并增加气体栓塞的风险。若血管无法在腔镜下修复时,必要时压迫止血后中转开放手术。

(3) 术中出现肾动脉出血的处理办法:腹腔镜肾切除术中动脉损伤出血的情况并不常见。此时应果断增加第 4 个套管,辅助挑起肾脏,术者左手分离钳,右手吸引器,找到出血动脉后左手分离钳夹闭暂时止血,右手更换 Hem-o-lok 或钛夹钳夹止血。如果损伤重,出血多,难以修补时应果断中转开放手术处理。因中转开放手术时没有气腹压力压迫,出血会更严重,因而最好在腔镜下钳夹暂时控制出血点后再中转开放手术。

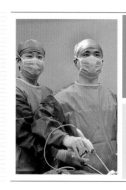

第六章

腹腔镜肾部分切除术

一、手术概述

腹腔镜肾部分切除术适应证与开放性肾部分切除术基本相同,近来观点认为,在治疗局限性小肾癌方面肾部分切除术与根治性肾切除术的疗效相近,因此其适应证已扩展到包括对侧肾功能正常的孤立性、外生性的直径小于4cm的肾肿瘤。手术包括两个途径:经腹膜腔内途径和经腹膜后腔途径。目前国外多采用前者,国内多采用后者,根据习惯不同,各有优缺点。前者优点在于腹腔空间广阔,解剖标志明确,降低操作技术难度;后者对腹内脏器干扰小,不会污染腹腔,避免了腹内脏器对操作视野的干扰和术后肠道的并发症以及肿瘤的腹内播散。

二、手术步骤——六步法

见表 6-1。

表 6-1　腹腔镜肾部分切除术六步法

	步骤	器械	
1	清脂肪开筋膜	分离钳、超声刀	
2	找肿瘤	分离钳、超声刀	腔镜用术中超声
3	分动脉上阻断	分离钳、超声刀、阻断钳	Bulldog 阻断夹
4	切肿瘤	分离钳、吸引器、剪刀	
5	缝创面	分离钳、持针器	0 号自固定缝线、可吸收夹或 Hem-o-lok
6	松阻断,取标本	分离钳,吸引器	

"第一步"——清脂肪，开筋膜。

视频 21

清理腹膜外脂肪，打开 Gerota 筋膜（图 6-1~ 图 6-4），具体参见
第四章"腹腔镜肾上腺切除术"。

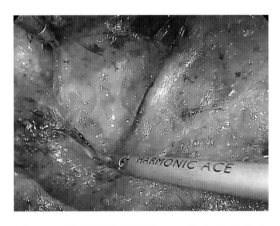

图 6-1　清理腹膜外脂肪——常规从腹侧中
部开始游离

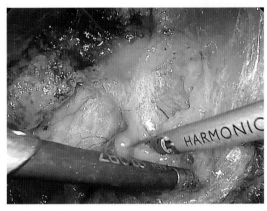

图 6-2　清理腹膜外脂肪——钝性结合锐性
游离

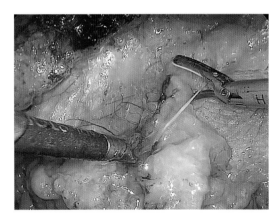

图 6-3　清理腹膜外脂肪——至上方尖部后
向背侧游离，将脂肪推至髂窝

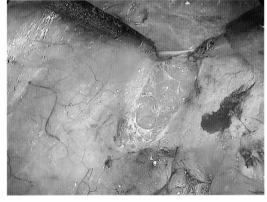

图 6-4　打开 Gerota 筋膜——距离腰大肌
约 1cm 处打开

"第二步"——找肿瘤。

打开肾周脂肪囊，分离肾周脂肪和肾被膜之间的间隙（图 6-5、图 6-6）。沿肾
脏表面钝性和锐性分离相结合游离肾周脂肪，根据影像学检查所提示的肿瘤位
置，找到肾肿瘤（图 6-7~ 图 6-10）。充分游离肿瘤及周围正常的肾实质，初步确定
切除范围以及后续缝合所需范围。肿瘤表面脂肪可予以保留（图 6-11），以便后
续切除时利于牵拉，对肿瘤也可起到保护的作用。

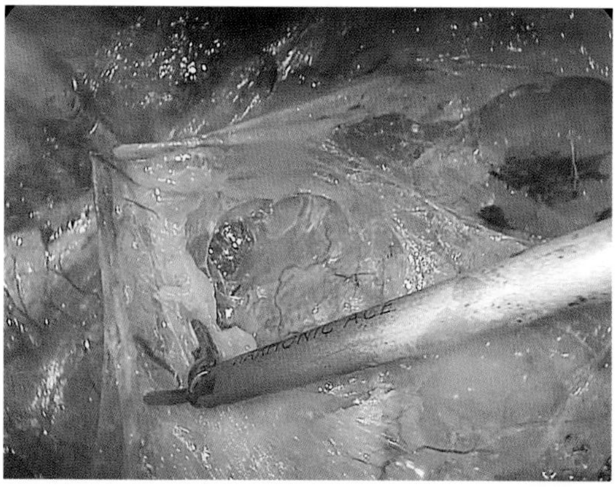

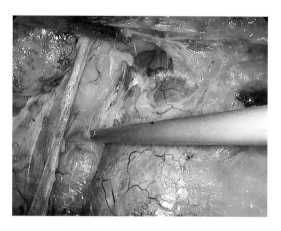

图 6-5　分离肾周脂肪和肾被膜间的间隙——笔者习惯从肾脏中极腹侧开始游离

图 6-6　分离肾周脂肪和肾被膜间的间隙——对于肾周脂肪粘连不严重者建议游离以钝性为主

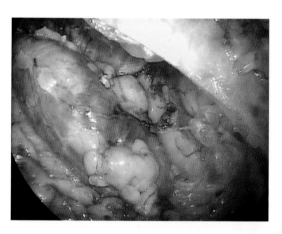

图 6-7　右肾腹侧错构瘤

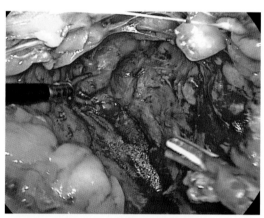

图 6-8　左肾腹侧肿瘤

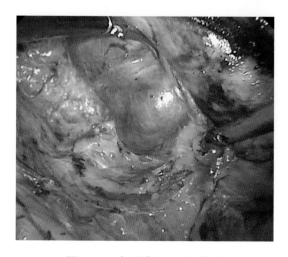

图 6-9　右侧肾门上方肿瘤

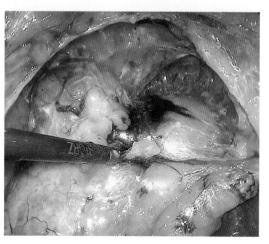

图 6-10　中上极肿瘤

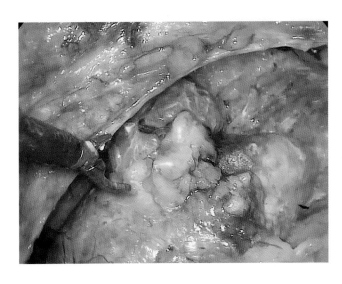

图 6-11 保 留 部 分 肿 瘤 表 面 脂 肪——便于切除肿瘤时提拉

对于直径较大或外凸明显的肿瘤,往往在定位寻找上难度不大,但对较小或瘤体外凸不明显的肿瘤,则需要一定技巧来对肿瘤进行定位。首先,要很好地利用术前 CT 等影像学检查结果的指示来帮助寻找肿瘤,依靠肾脏上下极与肿瘤距离的层面多少来判断肿瘤大致在肾脏纵轴的位置,依靠肾门与肾脏外界边缘连线与肿瘤的相对位置来判断肿瘤的腹侧或背侧。对于完全内生性肿瘤或肾周脂肪粘连严重时,可以借助术中 B 超进行定位(图 6-12)。

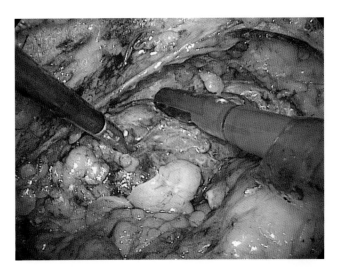

视频 22

图 6-12 内生性肿瘤术中超声定位肾肿瘤——完全内生性肿瘤在有条件的医院可以采用术中 B 超定位,也可以参照 CT 影像片,根据经线纬线来定位肿瘤

"第三步"——分动脉,上阻断。

游离并阻断肾动脉(图6-13~图6-15)。这一过程与肾脏切除术中肾动脉的寻找相类似,但因并不需要进行离断,故而分离程度足够阻断即可,并不需要过多游离。肾动脉游离充分后,用"Bulldog钳"阻断肾动脉(图6-16、图6-17)。若存在多支肾动脉,推荐依次予以全部阻断(图6-18~图、6-20)。实践中,亦可采用分支阻断的方法,仅阻断供应肿瘤区域的肾动脉实施肾部分切除术。

肾部分切除过程中,完全阻断肾脏血供有助于保证切除肿瘤时的良好视野,保证切缘阴性,降低手术难度。因此,保证完全阻断肾动脉在腹腔镜肾部分切除过程中尤为重要。保证完全阻断动脉有以下几个方法:①根据术前增强CT检查明确肾动脉的走行及分支情况,若有多个分支,需充分游离后分别阻

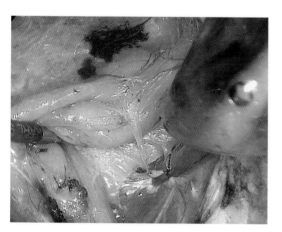

图6-13 游离寻找肾动脉

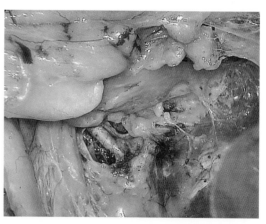

图6-14 于弓状线下方显露肾动脉

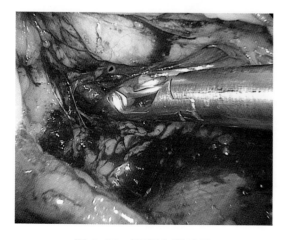

图6-15 阻断左肾动脉

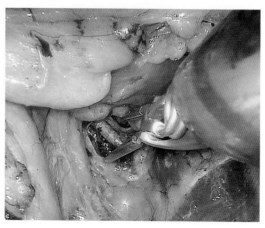

图6-16 用"Bulldog钳"阻断肾动脉

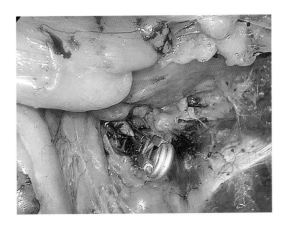
图 6-17　用"Bulldog 钳"阻断肾动脉

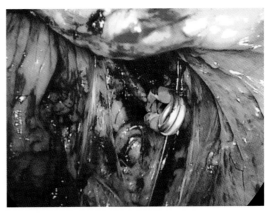
图 6-18　遇多支动脉,阻断第一支动脉

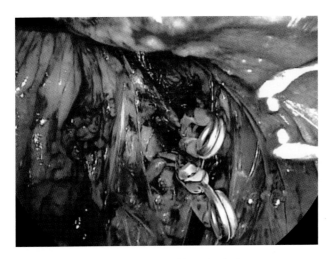
图 6-19　阻断第二支动脉

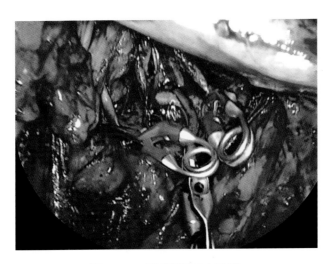

视频 23

图 6-20　阻断第三支动脉

断。②寻找肾动脉时应大范围游离背侧,观察有无别的动脉分支。游离肾动脉时应贴近根部进行分离,分离出肾动脉后用吸引器挑开肾动脉观察后方和周围有无分支过早的动脉。③阻断肾动脉后触碰肾脏,感觉肾脏质地有无变软,观察肾脏颜色是否苍白。④切开肿瘤周围肾皮质和切断肿瘤基底血管时,观察是否有活动性的动脉出血。若出血较汹涌,应及时停止切除肿瘤,转向背侧寻找动脉分支。当然,对于有经验的外科医生,在出血时可左手使用吸引器,挑开肿瘤并吸除肿瘤基底出血,右手使用剪刀小心仔细切除肿瘤,并快速缝合基底即可止血。

"第四步"——切除肿瘤。

肿瘤的切除笔者采用剪刀进行锐性分离,辅以钝性推拉,以帮助寻找肿瘤边界(图 6-21~ 图 6-23)。在这一步骤中关键在于确定肿瘤边界,包括肿瘤在肾脏表面的边界和肿瘤的深度两部分。边缘界限的确定一是通过术前影像学检查结果提示,二是根据术中对肿瘤观察,结合术者经验以确定。必要时需辅以术中 B 超进行判断。可以把肿瘤生长于肾脏比喻为海洋中的冰川,有的肿瘤外凸明显,与肾脏接触面较浅;而部分肿瘤外凸较少,与肾脏接触面较大。因此,在切除不同肿瘤时,剪刀的方向应进行调整,保证完整切除肿瘤(图 6-24)。良好的肿瘤切除后肾脏创面会呈现"陨石坑"状,内里光滑圆整,基底结构清晰可见,为后续的缝合奠定良好的基础(图 6-25)。

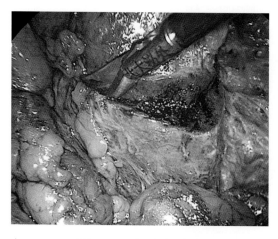

图 6-21 切除肾肿瘤

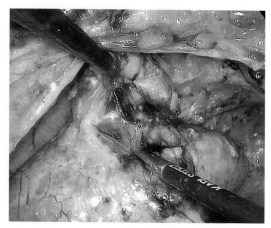

图 6-22 钝性推拉肿瘤以定位

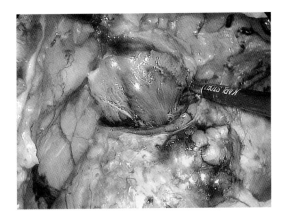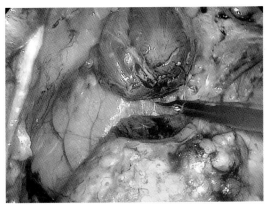

图 6-23　锐性分离肿瘤　　　　　　　　　图 6-24　剪除肿瘤

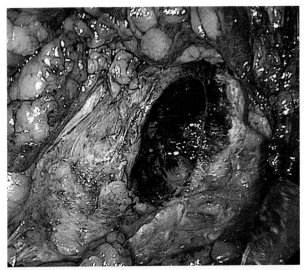

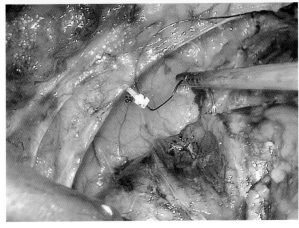

图 6-25　切除肾肿瘤后的肾脏创面

"第五步"——缝合肾脏创面。

腹腔镜肾部分切除术中,我们常采用 1/2 弧,0 号倒刺缝线,根据创面大小剪成合适的长度,线尾打结后钳夹 Hem-o-lok 夹子或者可吸收生物夹。对于肿瘤深度较小的肾脏创面,可用倒刺线直接进行单层连续缝合即可。线头线尾分别以Hem-o-lok 夹子或者生物夹进行加固防脱线。对于较深的创面推荐双层缝合,即基底连续缝合一层(图 6-26~ 图 6-29),浅表肾实质单独再连续缝合一层(图 6-30)。基底缝合时需注意若有肾盂破损务必严密缝合肾盂,以防术后尿漏的出现。缝合过程中需要注意进出针方向要顺应针的弧度,切勿切割肾实质,以降低不必要的出血。一、避免基底留有死腔;二、肾脏表面创缘务必缝合完全,以第一针和最后一针最为重要(图 6-31)。松紧要适宜,一般肾脏有一个再灌注膨胀的过程,所以阻断缝合时也不必缝合过于用力紧密。

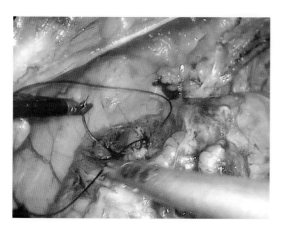

图 6-26 缝合肾脏创面的基底层

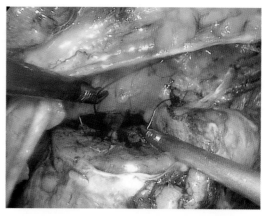

图 6-27 缝合肾脏创面的基底层

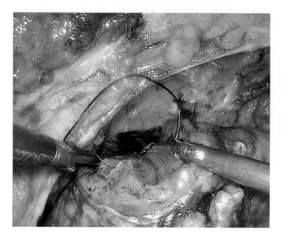

图 6-28 连续缝合肾脏创面的基底层

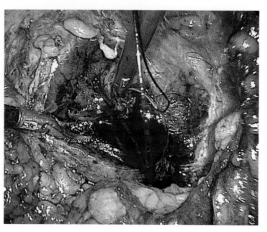

图 6-29 连续缝合基底

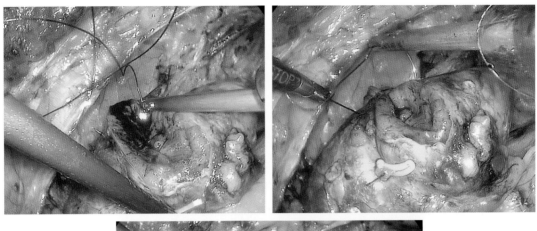

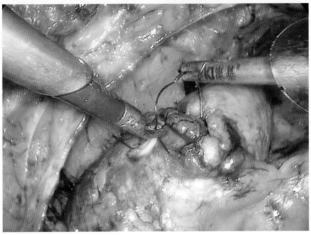

图 6-30   缝合肾实质

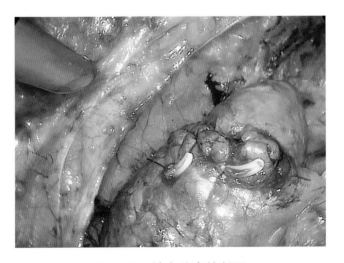

视频 25

图 6-31   缝合结束的创面

"第六步"——松开阻断。

松开阻断(图 6-32),观察肾蒂和肾脏缝合创面有无出血(图 6-33)。使用标本袋取出肿瘤,手术完毕。

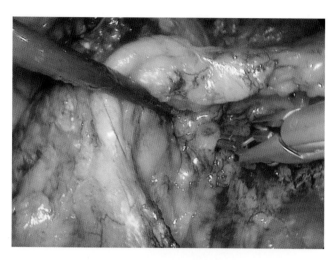

图 6-32　松开阻断,观察创面是否有渗血

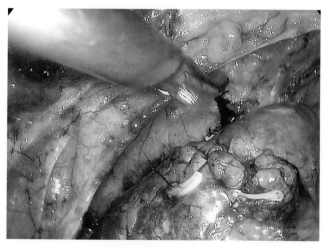

视频 26

图 6-33　观察肾脏缝合创面有无出血

三、手术心得及注意事项

1. **手术心得**　腹腔镜肾部分切除术具有一定挑战性,操作的关键是尽量缩短热缺血时间,保护肾功能,并尽量减少术中的出血,这就需要有熟练的腔镜缝合技术。

腹腔镜肾部分切除术的关键点包括：

（1）切除肿瘤：笔者认为对于肾部分切除手术，很好地切除肿瘤与有娴熟缝合技术同样重要。正如上文所述，要尽量做到切缘整齐，创面平整，呈"陨石坑"状。要做到这几点，笔者认为，首先要做好控制出血，对于大多数病例，本人推荐完全阻断动脉，出血少，术野干净，可准确辨认病变组织，在缝合创面基底和集合系统时更为确切可靠，这对于保证手术过程的安全和肿瘤切缘阴性有重要意义。术前通过 CT 了解肾动脉情况，有无分支及异位肾动脉。术中阻断肾动脉后，通过观察肾脏颜色和质地变化来判断是否完全阻断。

（2）缝合技术：笔者的经验是，需要在手术前不断练习缝合技术，可在模拟器中缝合不同位置肾脏作为练习。熟悉不同位置的肿瘤进针的特点，熟练掌握正针缝合和反针缝合。不同位置肿瘤缝合难度不同。靠近肾脏中上极偏腹侧的位置缝合起来较为顺手。靠近肾脏背侧、下极或切除邻近肾门的肿瘤，缝合难度较大。因此，术前应根据影像学结果充分评估切除和缝合的难度。

2. 易出现的问题及解决方式　腹腔镜肾部分切除术的一些并发症与腹腔镜肾根治性切除术类似，如腹膜损伤、肾静脉或腔静脉出血、肾动脉损伤等，这些并发症的处理均同前。此外，腹腔镜肾部分切除术还包括以下并发症：

（1）出血：最主要的出血来源于肾动脉阻断不完全即开始行肿瘤切除。对于出血量较少的，可在吸引器吸引保证视野的情况下尽快切除瘤体予以缝合创面。对于出血量较大的，应该在保证视野的同时积极寻找异位血管予以阻断。缝合基底后即可获得良好的止血。

（2）尿漏或尿瘘：肾部分切除术的集合系统损伤主要见于较大肿瘤或中心型肿瘤，在剪除这些瘤体的同时不可避免地会损伤集合系统。因此，良好的腔镜下缝合基本功是必不可少的。确切缝合基底是避免术后出现尿漏的主要办法。如果术后出现尿漏，可留置输尿管支架管帮助引流，多数患者均能康复。

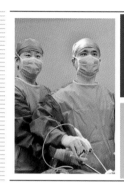

第七章

腹腔镜肾盂成形术

一、手术概述

传统的开放离断性肾盂成形术,即 Anderson-Hynes 术一直是治疗肾盂输尿管连接部梗阻的金标准,因疗效可靠被广泛推广应用。1993 年 Schuessler 首先报告 5 例腹腔镜下肾盂输尿管成形术,之后这一微创手术得到了快速发展和普及。在国内,腹腔镜下肾盂成形术自 20 世纪 90 年代末开始应用于临床,因手术微创美观,术后疼痛轻、恢复快、住院时间短、临床疗效可靠而受到推崇。目前腹腔镜下肾盂成形术正在成为新的治疗肾盂输尿管连接部狭窄的金标准。笔者尝试了经腰入路和经腹入路两种方式,比较后认为经腹入路在操作空间、吻合张力以及裁剪和缝合难度等方面均有优势,故推荐及介绍经腹入路的肾盂输尿管成形术。

二、手术步骤——六步法

见表 7-1。

表 7-1　腹腔镜肾盂成形术六步法

步骤		器械	
1	游结肠显肾盂	无创钳、超声刀	
2	输尿管	无创钳、超声刀	
3	做裁剪	分离钳、剪刀	
4	缝后壁	分离钳、持针器	4-0 可吸收线(角针)
5	置 D-J 管	分离钳	D-J 管
6	缝前壁	分离钳、持针器	4-0 可吸收线(角针)

"第一步"——游结肠,显肾盂。

手术体位以及 Trocar 的布局已经在第三章中详细介绍了。打开结肠旁沟(图 7-1、图 7-2),显露肾盂(图 7-3~图 7-5)。于结肠旁沟处切开侧腹膜,将结肠翻向内侧,显露积水的肾盂。

"第二步"——输尿管。

游离输尿管(图 7-6~图 7-8)。输尿管游离时不要过长,游离过长可能会影响输尿管的血供。

"第三步"——做裁剪。

裁剪肾盂、纵行切开输尿管。斜行裁剪肾盂 2~4cm(图 7-9~图 7-11),在肾

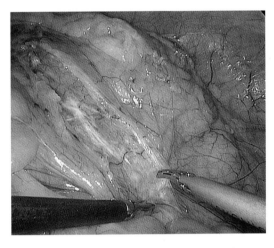

图 7-1 打开结肠旁沟——超声刀锐性切开腹膜

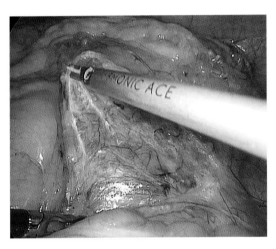

图 7-2 打开结肠旁沟

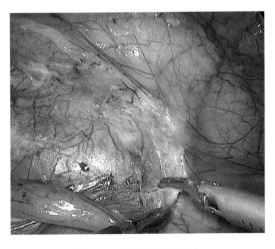

图 7-3 打开结肠旁沟

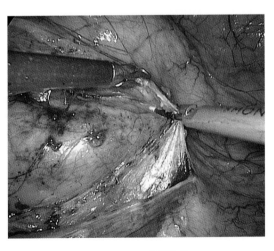

图 7-4 显露肾盂

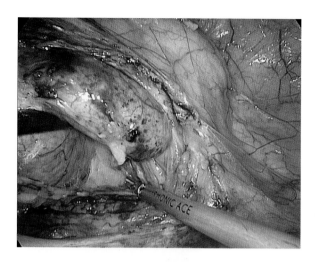

图 7-5 显露肾盂

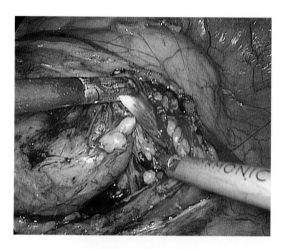

图 7-6 游离输尿管

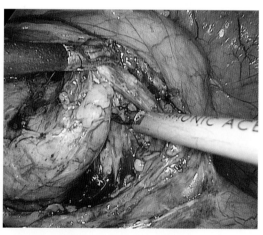

图 7-7 游离输尿管

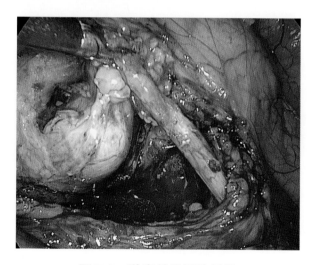

图 7-8 游离并显露输尿管

盂输尿管连接部下方纵行劈开输尿管约 1.5~2cm（图 7-12~ 图 7-15）。笔者习惯在肾盂最低点切开处先用 4-0 薇乔线做标记，同时在输尿管侧做裁剪标记。

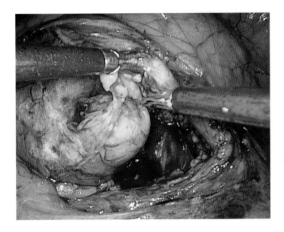

图 7-9　斜行裁剪肾盂

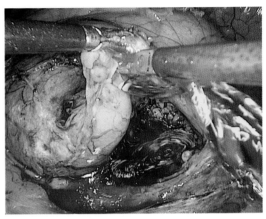

图 7-10　斜行裁剪肾盂

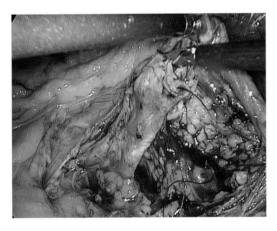

图 7-11　斜行裁剪肾盂

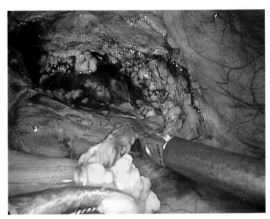

图 7-12　修剪输尿管

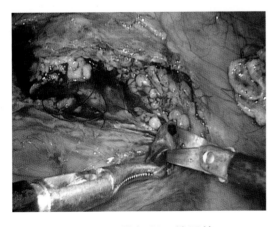

图 7-13　纵行剖开输尿管

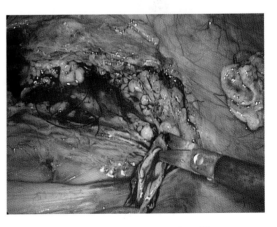

图 7-14　纵行剖开输尿管

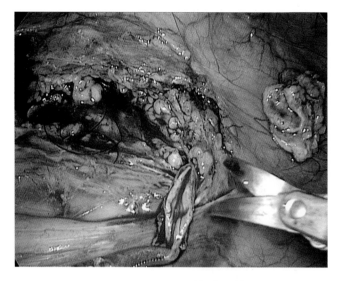

图 7-15　处理后的输尿管

"第四步"——缝后壁。

使用 4-0 可吸收缝线（圆针）连续或间断缝合肾盂和输尿管后壁（图 7-16~图 7-19）。缝合输尿管最低点与裁剪肾盂的最下角作为吻合的第一针（图 7-16），可当做后续吻合的标记线，确保吻合的方向正确，输尿管不至于扭转。

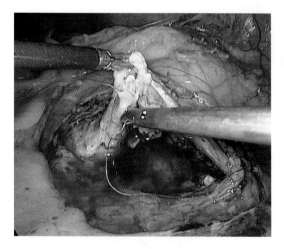

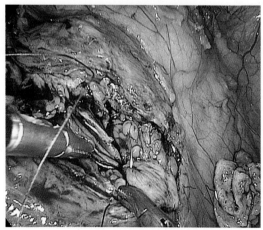

图 7-16　缝合第一针作为吻合的标记　　　　　图 7-17　缝合后壁

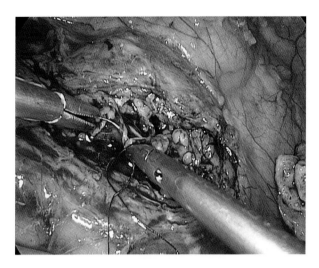

图 7-18　缝合后壁

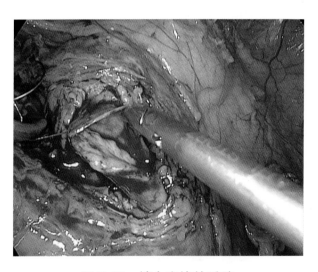

视频 30

图 7-19　缝合完毕的后壁

"第五步"——置 D-J 管。

完成后壁吻合后再置入 D-J 管,可增加吻合口对合的张力,避免置管时将已经完成的吻合豁开(图 7-20~ 图 7-22)。

"第六步"——缝前壁。

使用 4-0 可吸收缝线(角针)连续或间断缝合肾盂和输尿管前壁。(图 7-23,图 7-24)

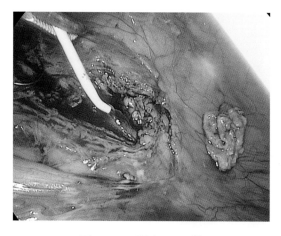

图 7-20 置入 D-J 管

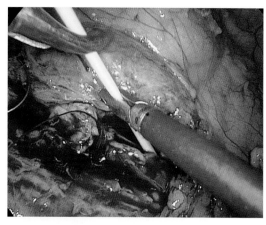

图 7-21 置入 D-J 管

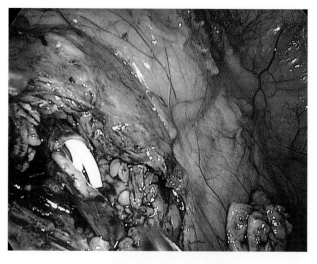

图 7-22 置入 D-J 管

视频 31

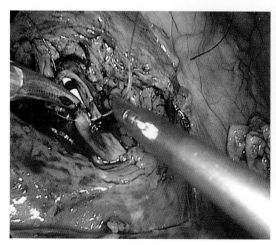

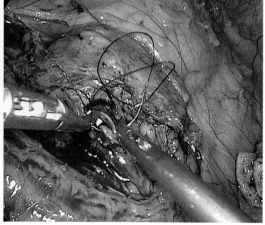

图 7-23 缝合前壁

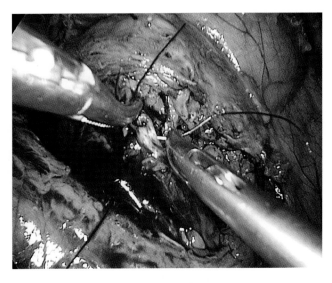

图 7-23　缝合前壁(续)

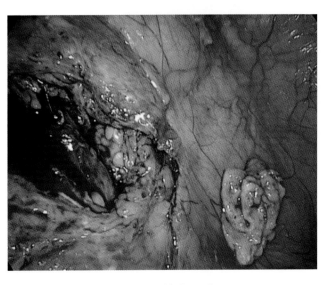

视频 32

图 7-24　缝合完成

三、手术心得及注意事项

1. **手术心得**　近年来,随着腹腔镜培训的系统化和规范化,腹腔镜设备的不断完善,腹腔镜下肾盂成形术越来越普及。笔者较为推崇采用经腹腔入路进行肾盂成形术,优势在于操作空间大、吻合张力小、利于裁剪缝合。术者手术时较为轻松,可改善双臂缝合时的疲劳感,有利于手术操作的稳定性,进而可以提高手术效果。

该手术有几个要点和难点。分别是：

（1）寻找肾盂入路：相比于从肠系膜入路寻找肾盂，笔者更习惯打开结肠旁沟入路，游离肾盂。

（2）何处切开并如何吻合：要事先明确在最低点切开肾盂，笔者推荐在剪开的最低点外进内处标记一针，继续裁剪肾盂并离断输尿管。沿输尿管切开斜面的最低点直至越过狭窄处。经腹入路的优势在于即便裁剪较多，吻合口的张力也不会太大。

（3）缝合：需要熟练掌握缝合技术，由于缝针较小，缝合难度大，为提高缝合的可控性，要注意针持夹持针的中部，便于控制。

（4）如何顺利放置 D-J 管：笔者习惯在缝合完后壁后，缝合前壁之前，置入D-J 管。放置 D-J 管对术者要求比较高，需要左右手熟练配合，笔者习惯经由12mm Torcar 直接置入，未必需要借助吸引器管之类的工具协助放置。先将下端置入膀胱后，上弯直接通过较大的吻合口放入肾盂即可，方便易行。

2. 易出现的问题及解决方式　腹腔镜肾盂成形术可能出现以下并发症：

（1）吻合口尿漏：常发生于术后早期，主要与吻合不确切有关，其次为 D-J 管放置不到位。所以术中尽量保证缝合牢靠，无论连续缝合还是间断缝合，都要保证缝合确切；同时，也要注意吻合口张力，张力过大或者过多的钳夹吻合口的黏膜都会影响吻合口的愈合。一旦发生尿漏，要保持留置 D-J 管的引流通畅和伤口引流管的引流通畅，同时，注意患者体温及腰腹部症状，及早发现因尿漏引起的感染。通常漏尿可以在数天内自行停止。

（2）周围脏器损伤：解剖结构认识不清或腔镜操作不熟练可能损伤肾脏周围器官组织。经腹途径肾盂成形术相对常见的损伤脏器包括结肠、肝脏及脾脏。如何避免不必要的损伤在其他相关章节中会进一步阐述。

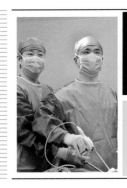

第八章

腹腔镜根治性前列腺切除术

一、手术概述及解剖要点

1. 手术概述　前列腺癌男性泌尿生殖系统最常见的恶性肿瘤之一,全世界范围内其发病率仅次于肺癌,位列男性恶性肿瘤的第二位。近年来,我国的前列腺癌发病率也逐渐提高。根治性前列腺切除术是局限性前列腺癌的标准治疗方案。腹腔镜手术尤其适用于这种需要在盆腔狭小空间进行的手术,但由于前列腺血供丰富、解剖关系复杂、需要进行精确的缝合技术重建尿道等原因,腹腔镜前列腺根治性切除术仍是泌尿科难度较高的手术。

如何能够在缩短手术时间的前提下达到良好的手术效果是笔者近年来力求达到的目标之一。经过数百例手术实践,结合张旭教授等前辈们的手术经验技巧笔者总结自身经验,简要概括为"六步法":盆筋膜、留膀胱、找精囊、断韧带、留尿道及做吻合。通过这六个主要步骤,力求抓住手术操作关键点,化繁为简,提高对本手术的认识和操作水平。

2. 腔镜相关的解剖要点　前列腺形如栗子,底朝上,与膀胱相贴,尖朝下,抵尿生殖膈,前贴耻骨联合,后依直肠。前列腺的血供主要来源于膀胱下动脉,沿途发出分支供应精囊、膀胱基底部和前列腺。

笔者在腹腔镜前列腺根治手术中总结了一些解剖标志点,有助于手术安全进行和缩短手术时间。这些解剖标志包括:①背深静脉复合体(DVC)深方的凹陷:切开盆筋膜至耻骨后方时可观察到尿道外括约肌与尿道前方有一潜在凹陷,左右各一,从此处进针和出针可确切缝合 DVC,且不会缝到后方的尿管。②膀胱颈浅面"十字":剔除前列腺表面脂肪后,可在前列腺表面脂肪的止点见横行间隙,在膀胱和前列腺正中可见纵行皱襞,二者交叉构成"十字",此处为膀胱颈和前列腺之间的间隙。③膀胱前列腺肌(vesico-prostatic muscle,VPM):离断膀胱颈后壁之后,可在膀胱颈后方精囊前方观察到的膜性结构。VPM在部分患者呈肌性鞘膜结构,部分患者为纤维样鞘膜结构。切开VPM之后方能看到精囊。④前列腺尖部"危险三角":以前列腺尖部尿道后方为顶点,向前列腺两侧韧带延续2cm构成的三角形,此处为最容易损伤直肠的部位。在此范围内处理前列腺背侧时一定注意视野清晰,紧贴前列腺游离,动作轻柔,勿损伤后方直肠。

二、手术步骤——六步法

见表8-1。

表8-1　腹腔镜前列腺根治术六步法

	步骤	器械	
1	打盆底缝静脉	无创钳、分离钳、持针器、超声刀、双极电凝	0号自固定缝线或2-0可吸收缝线
2	膀胱颈	无创钳、吸引器、超声刀、双极电凝	
3	找精囊	无创钳、吸引器、超声刀、Maseal	
4	断韧带	无创钳、吸引器、Maseal	
5	留尿道	无创钳、吸引器、超声刀、双极电凝	
6	做吻合	分离钳、持针器	3-0可吸收自固定缝线

"第一步"——打盆底,缝静脉。

切开盆底筋膜,缝扎背深静脉。清除前列腺前表面、膀胱颈前、盆内筋膜表面的脂肪组织。将前列腺压向右侧,使左侧盆内筋膜保持一定张力,辨认盆内筋膜,靠近骨盆侧壁切开盆筋膜(图8-1~图8-3)。同法打开右侧盆筋膜。**打开盆筋膜的过程中应远离前列腺,避免出血。**同时注意勿损伤肛提肌及前列腺后外侧的神经血管束。切开盆筋膜至耻骨后方,从凹陷处缝扎DVC。切断耻骨前列腺韧带,缝扎DVC。笔者使用V-lok®、Qill®或Stratafix®倒刺缝线进行免打结的缝扎方法:选取长约10cm的0号自固定缝线,末端提前打4个线结,缝扎背深静脉复合体3次后剪断(图8-4,图8-5),此处也可采用1-0可吸收缝线"8字"缝合后打结(图8-6)。

"第二步"——膀胱颈。

离断膀胱颈和前列腺之间的间隙,完整保留膀胱颈。膀胱颈保留的关键在

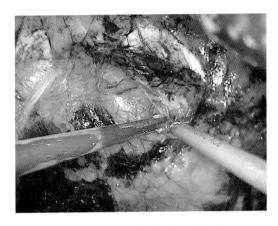

图 8-1 钝性游离耻骨后间隙

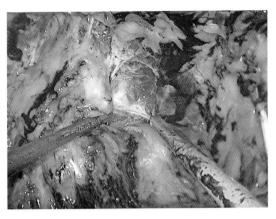

图 8-2 打开盆底筋膜——建议在盆底肌筋膜红白交界处打开筋膜,这样可以避免出血

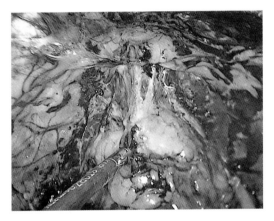

图 8-3 显露 DVC——为了更好的显露 DVC,可以将耻骨前列腺韧带切断

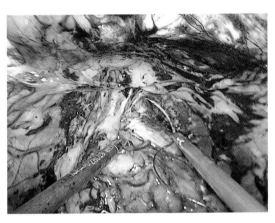

图 8-4 缝扎 DVC——将缝针和针持的角度调整为 120°,简便方法是,将针平放于膀胱上方,针持夹持后 2/3 的位置

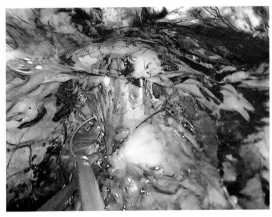

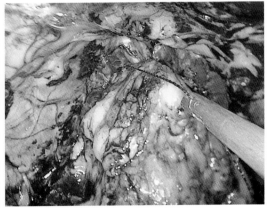

图 8-5 缝扎 DVC——注意进针点,DVC 和尿道直接有一处凹陷,此凹陷紧邻尿道外括约肌,从该凹陷进针并从对侧凹陷出针,笔者习惯用倒刺缝线,八字缝合,免打结

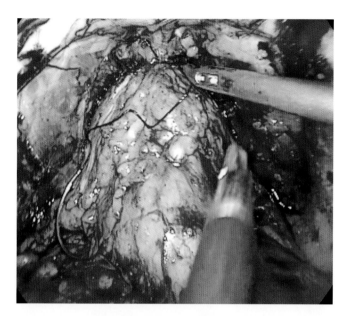

视频 33

图 8-6　1-0 缝线缝扎阴茎背深静脉复合体——没有倒刺线就需要 8 字缝合后打结

于膀胱颈前列腺交界部的确定。关于交界部的判断方法：膀胱前表面脂肪终止的地方大致代表了前列腺膀胱连接部位（图 8-7），此外，可以通过反复前后移动尿管，通过尿管水囊的位置可以大致判断膀胱前列腺交界部。抓钳触碰质感的改变也有助于辨认膀胱前列腺连接部。

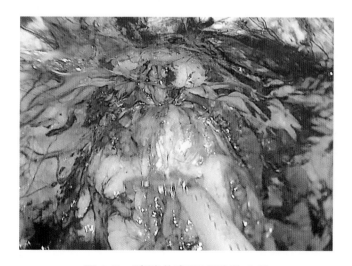

图 8-7　膀胱前表面脂肪终止处

　　在 12 点处仔细观察可看见横行的膀胱脂肪终止的间隙和纵行的前列腺两侧叶交汇成"十字",于"十字"交叉点横行切开前列腺周围筋膜(图 8-8),沿前列腺与膀胱颈之间无血管平面进行锐性和钝性相结合分离(图 8-9、图 8-10),向两侧延伸。将膀胱颈两侧组织完全分离之后可观察到膀胱颈处尿道,切开尿道前壁,将尿管退出膀胱后贴紧前列腺切断膀胱颈后唇至完全离断膀胱颈处尿道(图8-11、图 8-12)。此步骤应尽量完整地保留膀胱颈,以备进行尿道吻合。若前列腺突入膀胱较重,可紧贴突入膀胱颈的前列腺中叶分离膀胱颈部黏膜,避免膀胱颈开口过大。如果膀胱颈切口较大,可与 5、7 点分别缝合缩窄膀胱颈口,以利于之后的尿道吻合。

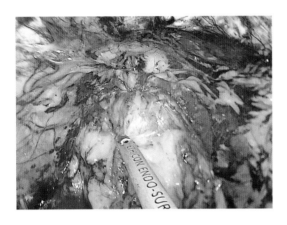

图 8-8　于"十字"交叉点切开——注意锐性切开结合钝性游离,找到前列腺和膀胱的分界层面

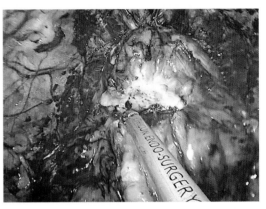

图 8-9　分离前列腺与膀胱间的层面

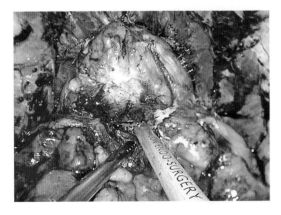

图 8-10　分离前列腺与膀胱间的间隙——到达膀胱颈时,可切开前壁,露出尿管

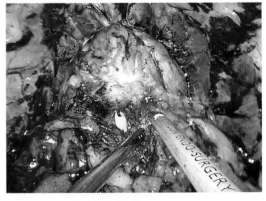

图 8-11　离断膀胱颈处尿道——继续向两侧游离前列腺和膀胱的界限,将尿管退至前列腺尿道,露出膀胱颈后壁

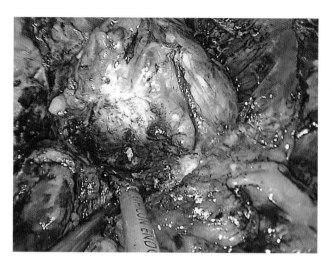

视频 34

图 8-12　离断尿道后的膀胱颈——准确判断膀胱后壁的厚度,超声刀垂直向下游离

"第三步"——找精囊。

在膀胱颈后方寻找并游离精囊。从膀胱颈 5~7 点间位置切开膀胱前列腺肌(VPM)进入精囊后方的层面。沿精囊后方向两侧钝性分离,找到输精管(图 8-13),钳夹并提起输精管,尽量贴近远端,使用超声刀离断输精管,沿输精管走行方向钝性游离出精囊。游离精囊时应注意精囊外下方的精囊动脉,在精囊外下方使用马斯利或 Ligasure 闭合系统或者 Hem-o-lok 钳夹并切断精囊动脉,避免出血(图 8-14)。双侧精囊均游离后,将输精管和精囊向对侧上方牵拉,即可观察到狄氏筋膜。

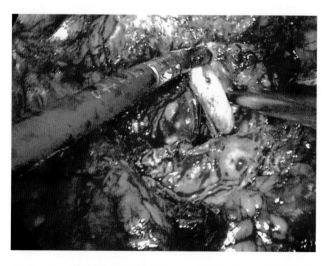

图 8-13　游离右侧输精管——切开 VPM 后即露出输精管和精囊,左手用无创钳提起输精管,右手持吸引器钝性游离输精管和精囊

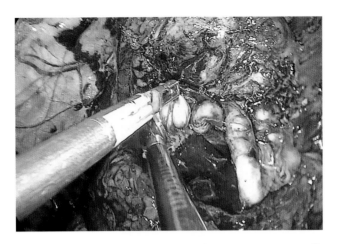

视频 35

图 8-14　处理精囊动脉——精囊动脉可以用可吸收
夹、Hem-o-lok 或者能量平台直接闭合切断

"第四步"——断韧带。

　　向上提起输精管和精囊向上方牵拉，显露狄氏筋膜，锐性水平切开狄氏筋膜后显露前列腺直肠前间隙，钝性向前游离至前列腺尖部。将精囊及前列腺向前方牵拉，暴露前列腺侧韧带。如不保留血管神经束，可采用 Ligasure® 或 KLS® 处理两侧前列腺韧带（图 8-15、图 8-16），可达到良好的止血效果。完全切断前列腺两侧韧带，直至前列腺尖部。游离精囊后可在精囊外上方前列腺侧方观察到类似脂肪样结构，若保留神经血管束，则应从此处分离进入前列腺包膜，紧贴前列腺包膜从筋膜内进行游离，可使用可吸收生物夹或钛夹配合剪刀的方法（图 8-17），避免使用超声刀及双极钳，减少血管神经束的电损伤和热损伤。

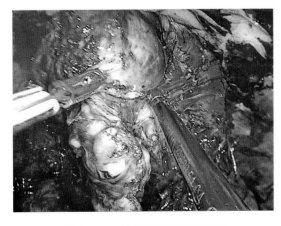

图 8-15　处理前列腺侧韧带

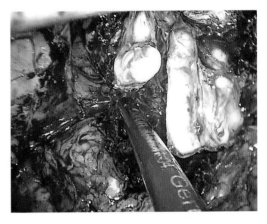

图 8-16　应用能量系统处理前列腺侧韧带

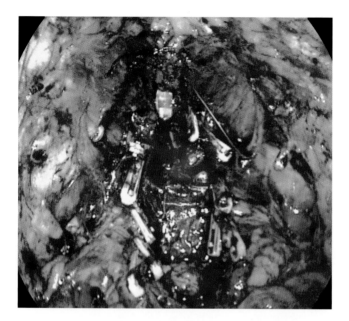

视频 36

图 8-17　应用生物夹处理后的前列腺侧韧带

"第五步"——留尿道。

分离前列腺尖部,保留远端尿道。超声刀切断背深静脉丛(图 8-18、图 8-19),注意不要切断之前的缝线(8 字缝合时将缝线拉紧前尽量推向耻骨侧)。切断背深静脉复合体后,逐步向下钝性游离,此前应将尿管置入前列腺尿道,起到支撑尿道的作用。当快游离至尿道时,将尿管从尿道内撤出,可观察到撤出尿管后的尿道变得空虚,有助于进一步确认尿道位置。若前列腺两侧分离足够充分,仅剩

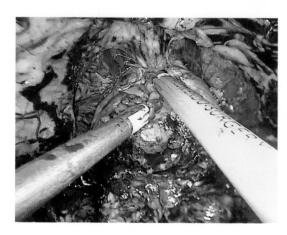

图 8-18　超声刀切断背深静脉丛

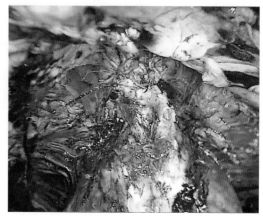

图 8-19　可将尿管置入尿道,起到支撑作用,有助于显露尿道轮廓

尿道处相连时,可将前列腺翻转180°,以便更完整地切除前列腺尖部。贴近前列腺用剪刀锐性切开尿道前壁(图8-20、图8-21),以显露尿道侧壁和后壁,并予以切断。将前列腺尖部钳夹后向头端和上方牵拉,显露腺体后方的尿道直肠肌,从侧面剪断,此处尿道距直肠较近,应观察清楚避免损伤后方直肠(图8-22、图8-23)。前列腺远端尿道应尽量保留,以便重建尿道和术后控尿功能的恢复。

视频37

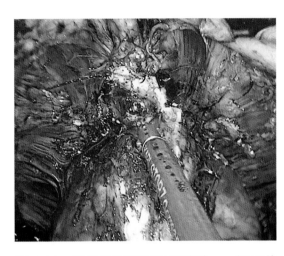

图8-20　建议剪刀剪开尿道前壁——切开前退出尿管,尿道若空虚塌陷提示为尿道

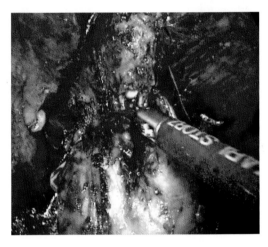

图8-21　切断尿道——此时可以通过置入尿管明确尿道后壁

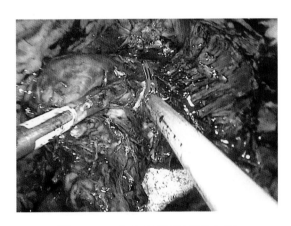

图8-22　完全离断前列腺尖部

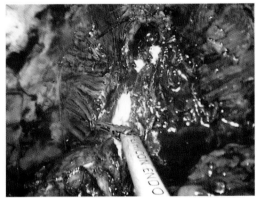

图8-23　完全离断前列腺尖部——超声刀逆行分离左侧前列腺侧韧带

"第六步"——做吻合。

吻合膀胱颈和尿道。若膀胱颈开口较大时,则可用可吸收线于5、7点分别缩窄重建膀胱颈后再行膀胱尿道吻合。膀胱颈保留完整时可直接与尿道进行吻

合。笔者在张旭教授首创的单线连续吻合法的基础上进行改进,总结为"单线8针吻合法"。使用3-0自固定可吸收线,长约20~25cm,末端打3~4个线结。首先在膀胱颈后壁5点(图8-24、图8-25)、6点(图8-26、图8-27)、7点(图8-28、图8-29),9点(图8-30、图8-31)处由外向内进行缝合,然后由内向外吻合尿道对应点位。膀胱颈后壁与尿道吻合4针后,将后壁吻合线收紧。此时将导尿管置入膀胱,气囊暂时不注水。继续缝合膀胱颈11点(图8-32、图8-33)、1点(图8-34)、3点(图8-35)、5点(图8-36)位,与尿道对应点位进行吻合,收紧缝线,尿管气囊内注水。共缝合8针(图8-36)。之后,笔者常规进行膀胱前壁悬吊,具体方法为:尿道吻合完毕后,继续使用吻合尿道的针线靠近膀胱颈方向缝合一针(图8-37),然后反针缝合原背深静脉复合体处(图8-38),再次缝合膀胱颈前壁,线尾处使用生物夹固定(图8-39、图8-40),结束吻合(图8-41)。这种方法恢复了前列腺切除前膀胱颈的解剖结构,减轻吻合口张力,降低术后吻合口漏尿的发生概率;同时

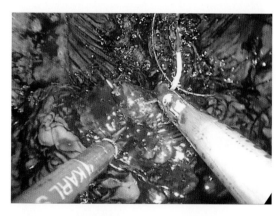

图8-24　膀胱颈第1针——膀胱颈5点钟位置(尿道镜像位)

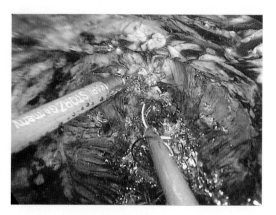

图8-25　尿道端第1针——对应尿道5点钟位置

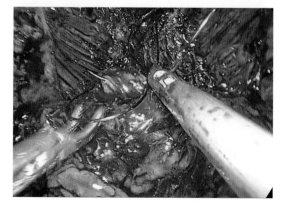

图8-26　膀胱颈第2针——6点钟位置

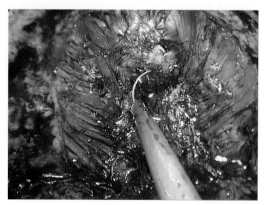

图8-27　尿道端第2针——6点钟位置

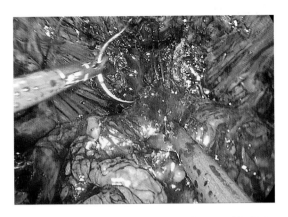

图 8-28   膀胱颈第 3 针——左手正针或者右手反针进针,7 点钟位置

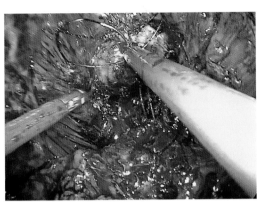

图 8-29   尿道端第 3 针——正针进针

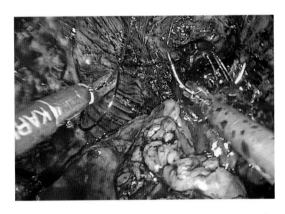

图 8-30   膀胱颈第 4 针——反针进针,9 点钟位置

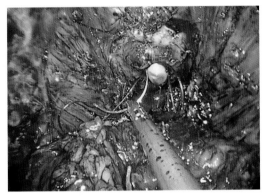

图 8-31   尿道端第 4 针——反针进针,9 点钟位置

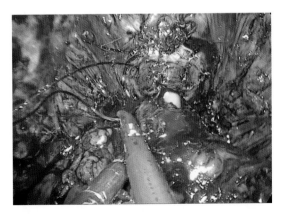

图 8-32   膀胱颈和尿道第 5 针——11 点钟位置,反针进针

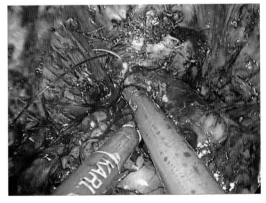

图 8-33   膀胱颈及尿道端第 5 针

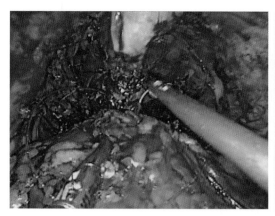 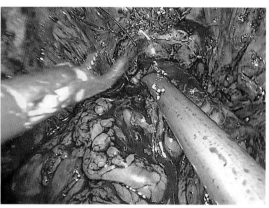

图 8-34　膀胱颈和尿道第 6 针——1 点钟位置,建议正针进针

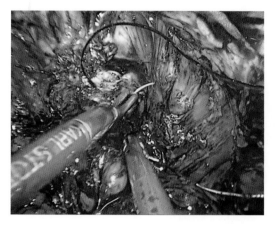 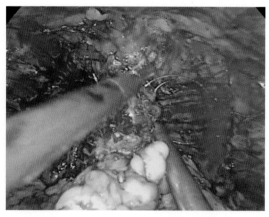

图 8-35　膀胱颈和尿道第 7 针——3 点钟位置,正针进针

图 8-36　第 8 针,于 5 点钟位置,回到第 1 针的位置

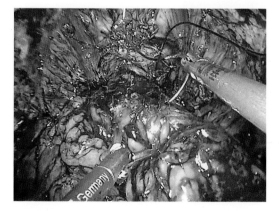 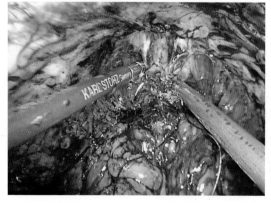

图 8-37　悬吊膀胱前壁——在膀胱颈切开处缝合一针

图 8-38　反针缝合 DVC,将膀胱前壁切开处右侧与耻骨前列腺韧带拉上

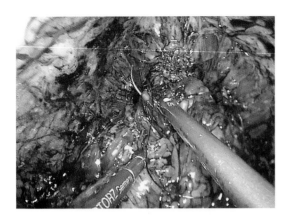

图 8-39   缝合膀胱前壁左侧

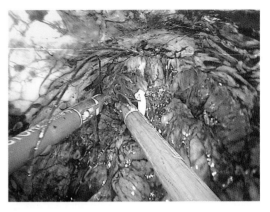

图 8-40   Hem-o-lok 或者生物夹固定线尾——利用倒刺线可以免打结

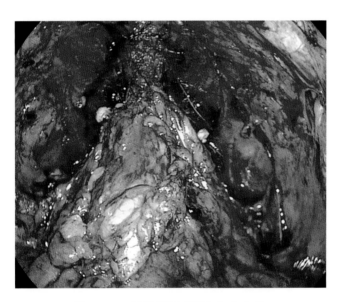

图 8-41   膀胱颈和尿道吻合完毕

视频 38

还免于打结,简化手术操作。

三、手术心得及注意事项

1. **手术心得**   建立腹膜外腔隙要避免损伤腹膜,笔者的经验是:脐下取纵行切口,3~4cm,在脐下两横指处横向切开腹直肌前鞘(此处应避免切破后方腹膜,造成术中腹腔进气),见双侧腹直肌后,示指紧贴腹直肌后方,在腹直肌后鞘及弓状缘前方扩张,可用示指将中线推开,使双侧的腹膜后间隙合并。

打开盆底肌的位置宜尽量远离前列腺,以避免误伤背深静脉丛导致出血,笔者习惯在盆底筋膜返折处由远端向近端打开盆底筋膜,或者在盆底筋膜的肌肉与筋膜移行处(由红变白处)打开。为充分显露DVC,可以将耻骨前列腺韧带打开。DVC的缝合可以采用0号倒刺线8字缝合拉紧,免打结技术。

可以通过轻柔的牵拉尿管确认前列腺与膀胱颈的交界面,遇前列腺体积巨大,或者中叶突入膀胱,或者既往曾行TUR-P手术者,也建议紧贴着前列腺切除,这样可以最大程度地保留膀胱颈。

精囊位于膀胱前列腺肌(VPM)的下方,准确辨识VPM并将其打开有助于迅速找寻到输精管和精囊。膀胱颈3点和9点钟位置为膀胱下动脉前列腺支,为支配前列腺的主要血供,将其控制后可避免主要的出血。提起精囊后打开狄氏筋膜,紧贴前列腺向远端进一步游离至前列腺尖部,该步骤若保留好神经血管束(NVB)可避免出血。

前列腺尖部的处理非常关键,超声刀沿DVC缝扎处切开,要尽量避免打断缝线(万一缝线被打断了,建议重新缝合DVC止血)。钝性游离出尿道的轮廓,剪刀剪断尿道。

吻合尿道建议采用3-0倒刺缝线,笔者倾向于使用1/2弧度,线长20cm,八针法。尿道远端进针时可请助手将会阴部用纱布捆绑的钳子顶起,便于更好地显露和进针。另外,每一针的进针点位都是固定的,夹针的角度也都是固定的,笔者建议初学者反复观看手术录像,并练习每一针的夹针和进针点,便于实际使用时顺利完成缝合。常规是缝合后壁4针后拉紧,此时建议将气腹压降低至8mmHg,该措施可以有效地降低吻合口张力,避免组织被缝线撕脱。吻合8针完成后,可以将膀胱颈向耻骨前列腺韧带牵拉,做膀胱颈前重建可以免于打结。

2. **注意事项**　保留神经血管术的关键在于膀胱颈后外侧和前列腺尖部的处理,这些地方应避免使用超声刀和电钩,以减少对神经的热损伤。可配合使用Hem-o-lok夹及剪刀离断前列腺侧方血管。

注意保留足够长的远端尿道,尤其是尿道膜部需保留,减少术后发生尿失禁的发生概率。

在完成尿道吻合后,可将膀胱前壁近膀胱颈处和原背深静脉复合体处组织进行8字缝合,可减少尿道吻合的张力,减少术后尿漏的发生概率。

3. **易出现的问题及解决方式**

(1) 直肠损伤:在分离前列腺后壁时,注意前列腺尖部与直肠紧贴的"危险三角",该处为直肠损伤的好发区域(以尿道断端为顶点,距离尿道约2cm,三角的两侧边分别为双侧 NVB),应紧贴前列腺分离以防损伤直肠。如直肠纵肌损伤或直肠黏膜有小的破口,可使用 3-0 可吸收缝线进行缝合并在术后留置肛管。修补直肠破口时注意要做到创面无张力(保证创面局部血运良好,促进良好愈合),建议创面缝合完毕后再次缝合包埋创面,并反复冲洗;若破口较大则应行乙状结肠造瘘。

(2) 出血:前列腺癌根治性切除术的出血发生在以下几个步骤:缝合 DVC 时,缝针穿过 DVC 会导致一定的出血,建议寻找尿道与 DVC 的交界层面进针,可以避免;膀胱颈 3 点和 9 点处走行的膀胱下动脉前列腺支,可以提前用 Hem-o-lok 闭合,或者能量平台闭合并切断,可以预防出血;精囊动脉的处理也是需要用超声刀慢挡止血或者 Hem-o-lok 闭合后切断;紧贴前列腺游离前列腺侧蒂,尽量保留 NVB,可以有效减少 NVB 的出血,保留性神经时若 NVB 出血,建议 3-0 倒刺线缝合止血。

(3) 切缘阳性:主要出现在前列腺尖部,与术者的手术经验有一定关系。精细准确的前列腺尖部的处理有助于降低切缘阳性率。阴茎背深静脉复合体确切缝扎有利于显露前列腺尖部。处理尿道后方的前列腺尖部组织时,可将前列腺两侧尽量游离后将前列腺翻转 180°,暴露尿道后方的前列腺尖部组织,以便切除。

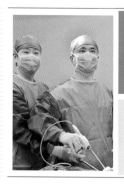

第九章

腹腔镜根治性膀胱切除术

一、手术概述及解剖要点

1. **手术概述** 膀胱癌是我国泌尿外科最常见的肿瘤之一。腹腔镜膀胱根治性切除术具有可多角度观察、放大手术野等优势,手术操作精确,分离解剖仔细,可以减少术中出血和损伤,术后并发症少。因此,与开放性膀胱全切除术相比,腹腔镜手术具有视野清晰、出血少、手术创伤小、术后恢复快,切口美观等优点。

2. **解剖要点** 膀胱为锥体形囊状肌性器官,位于小骨盆腔的前部。膀胱前方与耻骨联合相邻,其间为耻骨后隙;膀胱的下外侧面与肛提肌、闭孔内肌及其筋膜相邻,其间充满疏松结缔组织等,称之为膀胱旁组织,内有输尿管盆部穿行。男性膀胱底上部借直肠膀胱陷凹与直肠相邻,在腹膜返折线以下的膀胱底与输精管壶腹和精囊相邻;在女性与子宫及阴道前壁相邻。膀胱上面与小肠襻相邻,女性还与子宫相邻。膀胱的下部即膀胱颈,下接尿道,男性邻贴前列腺,女性与尿生殖膈相邻。

膀胱的主要血液供应来自髂内动脉前支之膀胱上下动脉。膀胱上动脉供应上侧壁,下动脉供应底部、前列腺及上 1/3 尿道。次要的为痔中、闭孔、及阴部内动脉等。在女性,除膀胱动脉以外,尚有阴道及子宫动脉供应膀胱。膀胱静脉:膀胱静脉网状分布于膀胱壁层,其主干走向膀胱底部静脉丛,在男性与膀胱及前列腺之间的静脉丛相汇合。膀胱前部的淋巴管注入髂内淋巴结;膀胱后部及膀胱三角区的淋巴管,多注入髂外淋巴结,亦有少数注入髂内淋巴结、髂总淋巴结或骶淋巴结。

二、手术步骤——六步法

见表 9-1。

表 9-1　腹腔镜根治性膀胱切除术六步法

步骤		器械	
1	输尿管	无创钳、超声刀、Hem-o-lok 钳	Hem-o-lok
2	清淋巴	无创钳、吸引器、超声刀、Hem-o-lok 钳、Maseal	Hem-o-lok
3	断韧带	无创钳、超声刀、Maseal	
4	分后壁	无创钳、超声刀、Maseal	
5	游前壁	无创钳、超声刀、持针器、双极电凝	0 号自固定缝线或 2-0 可吸收缝线
6	断尿道	无创钳、超声刀、双极电凝、Hem-o-lok 钳	Hem-o-lok

"第一步"——输尿管。

游离双侧输尿管。将回肠及乙状结肠牵向头侧,充分显露盆腔空间,可见双侧搏动的髂外动脉,在髂血管分叉处找到跨过髂血管的输尿管,沿输尿管行程向下切开腹膜(图 9-1)并游离至膀胱壁外(图 9-2),离断输尿管,并将输尿管放置于髂外动脉旁,近端游离至接近腹主动脉分叉处(图 9-3~ 图 9-6)。

视频 39

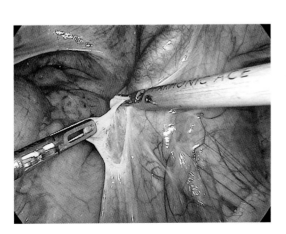
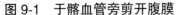

图 9-1　于髂血管旁剪开腹膜

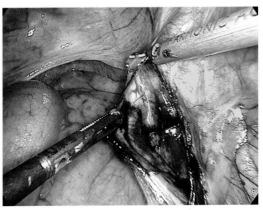

图 9-2　游离输尿管

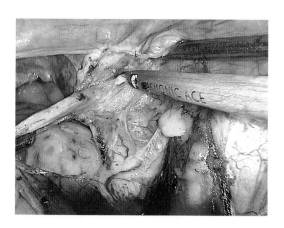

图 9-3　游离输尿管应保留输尿管周围部分组织

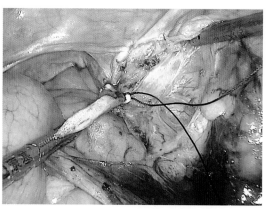

图 9-4　带线的 Hem-o-lok 夹标记输尿管(便于后续开放手术行回肠膀胱时,找寻输尿管)

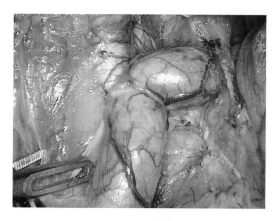

图 9-5　游离完毕的输尿管(积水状态)

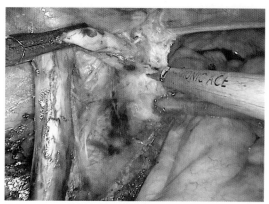

图 9-6　游离完毕的左侧输尿管

"第二步"——清淋巴。

清扫双侧盆腔淋巴结。清扫范围自髂血管分叉至股管开口,一般包括髂外淋巴结、髂内淋巴结和闭孔淋巴结。沿髂外动脉表面剪开腹膜及髂血管鞘(图 9-7)(远端至血管穿出腹壁处,近端至髂总动脉分叉处),在髂外动脉下端外侧切除髂外淋巴结。沿着髂外静脉向内侧游离(图 9-8、图 9-9),下方即为闭孔肌,沿闭孔肌表面向内侧分离显露闭孔神经(图 9-10、图 9-11),沿闭孔神经向下分离至入闭孔肌处,遇闭孔淋巴结和血管则夹闭切断(图 9-12)。注意保护闭孔神经。沿髂外静脉和闭孔神经向上游离至髂内动脉起始处,将髂内和闭孔淋巴结一起切除。(图 9-13、图 9-14)

9

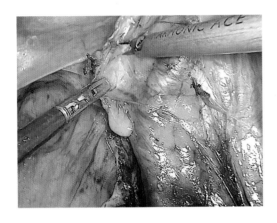

图 9-7　沿髂外动脉表面剪开血管鞘

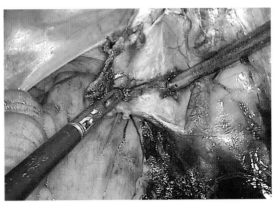

图 9-8　沿髂外静脉向内侧游离

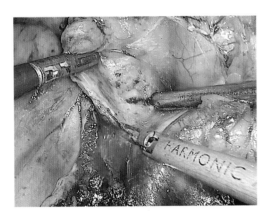

图 9-9　沿髂外静脉向内侧游离

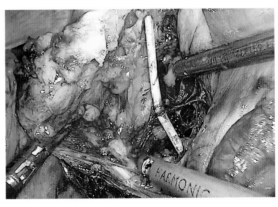

图 9-10　显露右侧闭孔神经

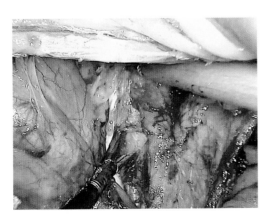

图 9-11　显露左侧闭孔神经

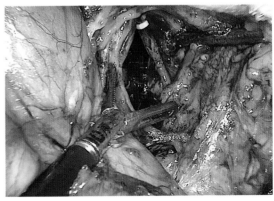

图 9-12　处理闭孔淋巴结血管

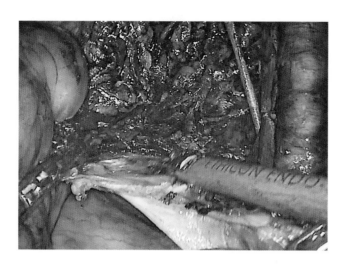

图 9-13 清扫右侧盆腔淋巴结

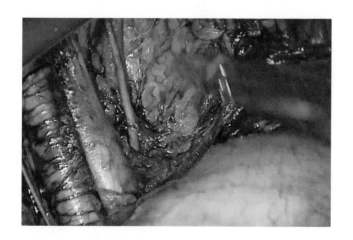

视频 40

图 9-14 清扫左侧盆腔淋巴结

"第三步"——断韧带。

处理双侧膀胱侧韧带（图 9-15～图 9-17）。提起膀胱顶部，用血管闭合系统游离并切断膀胱侧血管蒂直至前列腺基底部，此时可看到内方的精囊（图 9-18）和外方的盆筋膜。因膀胱侧韧带丰富静脉丛，故应使用血管闭合系统减少出血。

视频 41

"第四步"——分后壁。

游离精囊及前列腺后壁（图 9-19～图 9-21）。将膀胱向尾端牵开，同时将乙

9

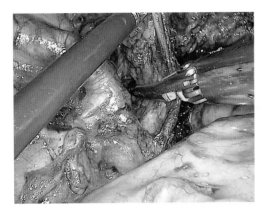

图 9-15   用血管闭合系统处理膀胱侧韧带

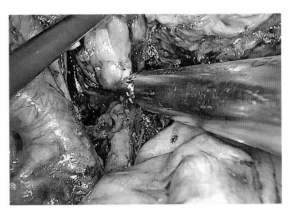

图 9-16   使用血管闭合系统处理膀胱侧韧带

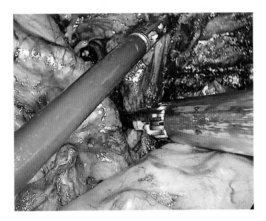

图 9-17   使用血管闭合系统处理膀胱侧韧带

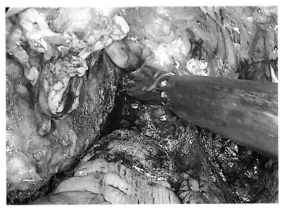

图 9-18   处理膀胱侧韧带时于内方可见精囊

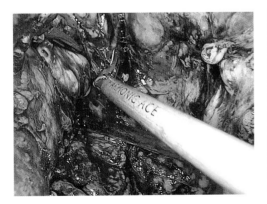

图 9-19   游离精囊

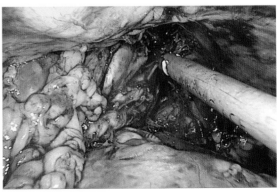

图 9-20   沿前列腺后壁与直肠间隙分离

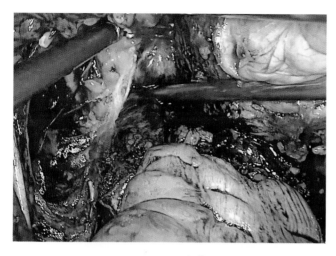

图 9-21 游离精囊及前列腺后方

状结肠及直肠向头侧牵拉,显示膀胱直肠陷凹。一般可见两处横行的腹膜返折弓,较浅的返折下为输尿管,较深者下方为输精管和精囊。切开膀胱后壁的较深的腹膜返折,游离输精管及精囊至与前列腺交汇处,将输精管夹闭后切断。将输精管和精囊向上牵拉,助手将乙状结肠和直肠向下压,狄氏筋膜可具有一定张力。于前列腺和精囊交汇处上方横行切开狄氏筋膜。当看到直肠周围的脂肪组织时证明进入正确间隙,可沿此间隙一直分离至前列腺尖部。

"第五步"——游前壁。

游离膀胱前壁。打开 Retzius 间隙及盆筋膜,缝扎背深静脉复合体。观察前腹壁,可见脐正中襞及两侧的脐内外侧襞。于脐正中襞及两侧脐外侧襞作倒 U 形腹膜高位切口,切断脐正中韧带、脐外侧韧带及腹膜返折,与两侧已经切开的腹膜会合(图 9-22、图 9-23)。向下钝性分离膀胱前间隙(图 9-24),显露耻骨前

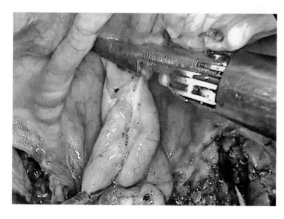

图 9-22 切开脐正中韧带

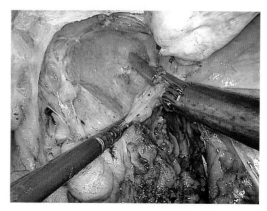

图 9-23 与切开的腹膜会合

列腺韧带及盆筋膜。此步骤与前列腺根治术相仿。于前列腺侧方距离前列腺2~3mm 处剪开盆筋膜,钝性推开肛提肌至前列腺尖部。使用自固定缝线或 2-0 薇乔线缝扎阴茎背深静脉复合体(图 9-25、图 9-26)。

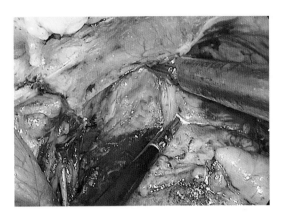

图 9-24　分离 Retzius 间隙

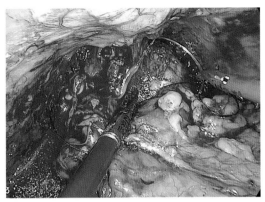

图 9-25　缝扎 DVC

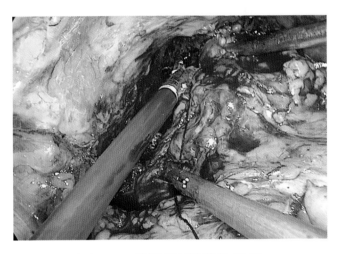

图 9-26　使用倒刺线缝扎 DVC

视频 43

"第六步"——断尿道。

离断尿道,切除膀胱。在缝扎线近端切断阴茎背深静脉复合体后,向下分离至前列腺尖部,注意在紧贴前列腺尖部游离尿道,拔除尿管(图 9-27、图 9-28)。Hem-o-lok 钳夹后切断尿道(图 9-29、图 9-30),防止肿瘤外溢及尿道残端出血。膀胱前列腺即完全游离(图 9-31)。

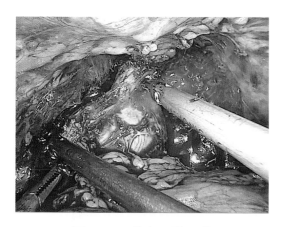

图 9-27　游离显露尿道

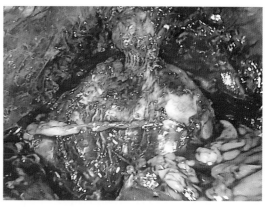

图 9-28　游离显露尿道

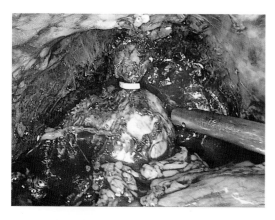

图 9-29　Hem-o-lok 钳夹尿道

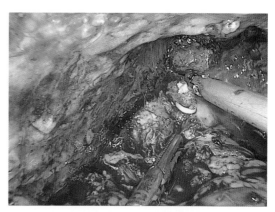

图 9-30　离断尿道

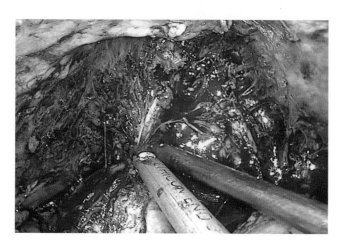

图 9-31　完全游离膀胱及前列腺

视频 44

三、手术心得及注意事项

1. **手术心得**　腹腔镜根治性膀胱切除术是泌尿外科要求助手配合度最高的一类手术,需要助手很好的牵引来配合术者显露,使得手术顺畅。故对于术者而言,需要具备非常扎实的腹腔镜基本操作技能,同时有很好的指导助手配合的能力。

找寻和游离输尿管宜从髂外动脉处开始,有利于迅速找到输尿管。左侧输尿管充分游离并切断后,用系线的 Hem-o-lok 夹闭,同时在腹腔镜下超声刀游离骶前间隙,顺势将左侧输尿管移位至右侧,便于后续回肠膀胱操作。

膀胱侧韧带的处理可以用能量平台闭合切断或者将膀胱上、下动脉游离后 Hem-o-lok 夹闭处理,前法手术操作更为简便,对于没有保留性神经要求的患者可以推荐该方法。

打开狄氏筋膜和处理盆底筋膜以及尿道前端的处理注意事项同前列腺癌根治,可以用 Hem-o-lok 闭合近端尿道,防止膀胱肿瘤从尿道口播散种植。

2. **易出现的问题及解决方式**　根治性膀胱全切术常见的问题包括以下几种情况:

(1) 显露不满意:麻醉肌松不充分时,手术的操作空间会较小,显露不满意。另外,对于肥胖患者,操作空间狭小,给显露带来困难。建议配备熟练的助手,适当的牵拉协助显露。

(2) 出血:比较常见的出血是处理膀胱侧韧带时,膀胱上动脉、下动脉以及膀胱静脉出血,建议使用能量平台闭合切断,或者用 Hem-o-lok 确切的夹闭再切断。另一处比较容易出血处为 DVC,建议缝合 DVC,处理同前列腺癌根治术,若缝合 DVC 的缝线不慎打断了,DVC 残端出血,建议使用 1/2 弧度的 3-0 倒刺线(针长26mm)8 字缝合止血。

(3) 直肠损伤:同前列腺癌根治术类似,多见于解剖不熟悉的初学者,处理前列腺尖部时损伤直肠,或者肿瘤侵犯直肠,粘连严重的患者。处理方法:如果创面不大,可以考虑一期缝合,创面的张力不要太大,否则影响愈合,导致直肠瘘。

后 记

历时约两年时间,终于完成这本腹腔镜方面个人心得体会分享的小册子。

当然,本书有许多不满意的地方:比如彩图不够清晰,手术视频不太满意,素材不够充分,很多想要分享的心得体会限于表达能力有限,无法充分且形象地表达出来。知道自己是处于眼高手低的阶段,明明是不满意,但是却不知道如何更好地完善。我想如果有第二版的话,我会把它完成得更好。

尽管有诸多的瑕疵,我还是衷心希望这本小书可以给成长中的青年泌尿外科医生带去一点点启迪和动力。所谓启迪,是希望他们了解到外科基本功训练的重要性,一台手术需要台下不断的练习,从体位到穿刺孔的设计都是特别重要的,只有做到这些,才能使腔内操作得心应手,行云流水。所谓动力,是希望青年医生从我的成长中得到启发,复制我的成长之路,尽量缩短学习曲线,尽快掌握泌尿外科常规腹腔镜术式,造福更多的患者。

对于有拖延症的我而言,能够完成这本小书,要感谢太多的人。包括人民卫生出版社的郝巨为老师,感谢郭应禄院士和孙颖浩院士的支持,郭院士亲自作画勉励,孙院士亲自做序为本书添彩万分。更要感谢我的研究生导师金杰教授,以及周利群教授、何志嵩教授、韩文科教授、吴士良教授、席志军教授、肖云翔教授、张凯教授、李学松教授等在我腹腔镜技术启蒙和成长中给我的指导和帮助。还要感谢我的团队成员,范宇医生、姚林医生、李德润医生、徐奔医生、王冰医生、李莉女士和李成富工程师为本书付梓的辛勤劳动。

最后,我想说,我会一如既往地努力工作,精益求精,追求卓越,力争把腹腔镜技术的普及工作做好,让更多的泌尿外科同道更好地为广大患者服务。

2016 年 9 月 24 日于北京